Carl Lehmann

Bindegewebszysten

Ein ätiologischer Versuch

Carl Lehmann

Bindegewebszysten

Ein ätiologischer Versuch

ISBN/EAN: 9783955621605

Auflage: 1

Erscheinungsjahr: 2013

Erscheinungsort: Bremen, Deutschland

@ Bremen-university-press in Access Verlag GmbH, Fahrenheitstr. 1, 28359 Bremen. Alle Rechte beim Verlag und bei den jeweiligen Lizenzgebern.

Bindegewebscysten.

Ein ätiologischer Versuch.

Carl Lehmann,

practischer Arzt aus Offenburg.

Mit 2 Tafeln.

München.
Druck von M. Ernst, Senefelderstrasse
1897.

Meiner Frau.

Inhalt.

	Seite
I. Einleitung	5
II. Beschreibung der Fälle	6
III. Deutung des Befundes	15
IV. Infectionswege. 1. Durch das Blut. 2. Durch das Fruchtwasser	30
V. Herkunft der Keime im mütterlichen Blut	45
VI. Art der Krankheitserreger	48
VII. Bindegewebscysten versus Lymphangiome	63
VIII. Mikroskopische Belege für die Bindegewebsentzündung	79
IX. Hinweise auf einen infectiösen Ursprung der Bindegewebsneubildungen in der Literatur	90
X. Bindegewebsentzündung versus die übrigen Theorien	97
XI. Bindegewebscysten als Glied einer Kette von Bindegewebsneubildungen	102
XII. Analoge Knochenprocesse	106
XIII. Analoge Muskelprocesse	111
XIV. Bindegewebscysten versus seröse und atheromatöse Kiemengangsgeschwülste	111
XV. Uterusmyom und Eierstockskystom	126
XVI. Carcinom und Sarkom	127
XVII. Schlusssätze	129

Bindegewebscysten.
Ein ätiologischer Versuch.

I. Einleitung.

Während der letzten Monate kamen auf der Münchener Chirurgischen Klinik kurz hintereinander vier Fälle von sog. congenitalen, serösen Halscysten zur Operation. Dieselben wurden jedesmal noch warm dem Pathologischen Institut überbracht und von Herrn Dr. Dürck sofort zur Untersuchung eingebettet. Dabei wurde besondere Rücksicht auf eine etwaige Zellbekleidung der Innenwand genommen, die Schnitte, welche ebenfalls von Herrn Dr. Dürck angefertigt und einer eingehenden Musterung unterzogen wurden, waren mit Hämatoxylin und Eosin gefärbt, und es ist kaum denkbar, dass, wenn Endothel oder Epithel vorhanden gewesen wäre, es bei dieser sorgfältigen und sachverständigen Behandlung eines so geübten Mikroskopikers, verloren gegangen oder unentdeckt geblieben sein könnte. **Es fand sich aber keins von Beiden, sondern die Cysten stellten sich vielmehr sämmtlich als nackte Bindegewebshöhlen heraus.** (Figg. 3, 6, 8, 10.)

Die Beschaffenheit der Wände, die Entstehungsweise, auf welche sie hindeutete, die Berührungspunkte, welche der Vorgang mit einer ganzen Reihe klinisch z. Th. sehr verschiedenartiger Krankheitsformen aufwies, veranlassten mich nach einer allen gemeinsamen Ursache zu suchen, und es gelang mir bald aus der einschlägigen Literatur längst fertig liegende Bausteine zu einer einheitlichen Beurtheilung und Erklärung der fraglichen Processe zusammenzutragen. Meine Arbeit dabei beschränkt sich also lediglich auf das Ordnen fremden Materials.

Ich schicke die Beschreibung der mir von Herrn Obermedicinalrath Prof. Dr. Angerer gütigst überlassenen Fälle der ätiologischen Betrachtung voraus.

II. Beschreibung der Fälle.
1. Fall.

Anamnese: 14-jähriges Mädchen. Angeborene Geschwulst rechts am Hals und unteren Rand des Ohres. Langsam gewachsen. Keine Beschwerden. Operation auf Rath des Hausarztes. Vater an unbekannter Ursache gestorben. Mutter verunglückt. Geschwister am Leben und gesund.

Status: Blühendes, kräftiges, wie 18-jährig aussehendes Mädchen, gutes Fettpolster, Brüste und Pubes entwickelt, Menses seit 2 Monaten, normal. Innere Organe gesund.

Ueber der rechten Clavicula eine mannsfaustgrosse, fluctuirende, unter der Haut leicht verschiebliche Geschwulst, deren Oberfläche sich etwas höckerig anfühlt und sich durch eine Querfurche in eine grössere und kleinere Partie theilt. Von dieser Geschwulst aus erstreckt sich in die Supraclaviculargrube ein nicht fluctuirender, derber Geschwulstzug und 3 haselnussgrosse, mässig consistente Knoten. Unter dem Ohr eine weitere, ziemlich weiche Geschwulst, die mit der Haut unverschieblich ist, aber auf der Parotis gut verschieblich erscheint. Halsdrüsen frei.

Operation: am 15. April, Heilung per primam.

Präparat: Ueber mannskopfgrosse, multiloculäre Cystengeschwulst, bestehend aus 2 grösseren und mehreren Conglomeraten von kleineren Cysten, welche allenthalben diffus in's Gewebe gehen, stellenweise vom Gesunden nicht scharf abgrenzbar sind und sowohl mit der Haut und den darunter liegenden Muskeln als mit der Gefässscheide innig zusammenhängen. Die kleineren Cysten communiciren z. Th. mit einander. Inhalt: bei den kleinen Cysten, theils wasserhelle, theils gelbgefärbte, theils colloide Substanzen; bei den grossen Cysten, eine leicht gelbe, mit Cholestearin getrübte Flüssigkeit. Innenfläche: glatt und glänzend, bei den grossen Cysten mit Trabekeln und Nischen versehen.

Mikroskopischer Befund: Die Wand der grossen Cysten (cf. Fig. 1) besteht aus Bindegewebe, welches nach innen in mehr weniger concentrischen Fibrillen angeordnet ist, nach aussen in regellos verflochtenen Faserzügen in das subcutane Bindegewebe der Umgebung ausläuft. Die innere, regelmässig geordnete Fibrillenschicht ist von wechselnder Stärke, bald dick, bald dünn, die von ihr nach aussen abgehenden Faserzüge tragen deutlich den Charakter von Narbengewebe. Diese Faserzüge schliessen zahlreiche Nester von Fettzellen ein; auch in der dichteren Innenschicht sind

Nester von Fettzellen, aber spärlicher vorhanden. In beiden Schichten, besonders aber in der äusseren, sind grössere und kleinere Hohlräume, von unregelmässiger, meist aber rundlicher oder länglicher Gestalt. Sie sind entweder leer oder enthalten helle, geronnene Massen. Weder in der grossen, noch in den kleineren Cysten ist eine Spur von Endothel zu erkennen (Figg. 2, 3).

Alle Theile des Präparates sind mehr oder weniger stark mit Rundzellen durchsetzt, welche stellenweise sich zu dichten Haufen (Fig. 1 g, Fig. 3 f) ansammeln und mehrfach 2—3 Kerne aufweisen. Auch die Bindegewebszüge des Fettgewebes sind reich an Rundzellen (Fig. 2 h).

Die Gewebe enthalten ebenfalls, wenn auch weniger reichlich, rothe Blutkörperchen und an einigen Stellen goldbraunes Pigment.

Ausser diesen Exsudationsspuren zeichnet sich das Bindegewebe durch einen auffälligen Reichthum an jungen Bindegewebszellen aus.

Beides, Exsudat und Neubildung, findet sich oft in der unmittelbaren Nähe der Gefässe, jedoch keineswegs ausschliesslich.

Die innere Grenze der grossen Cyste verläuft nicht geradlinig, sondern ist allenthalben in grösseren und kleineren Partien ein- und ausgebuchtet (Fig. 1). Von den kleineren, im Entstehen begriffenen Cysten gilt dasselbe (Fig. 1 c, Fig. 2 f f). Man beobachtet an ihnen kleine Einsenkungen der bindegewebigen Wand, welche sich von den Unregelmässigkeiten, die durch das Auseinanderweichen von Gewebszellen bedingt werden, scharf unterscheiden.

Dieses Auseinanderweichen von Gewebszellen und die Höhlenbildung, die daraus hervorgeht, ist im Fettgewebe überall auf das Unzweideutigste wahrzunehmen; sie findet sich in allen Theilen der Cystenwand, also auch in der festen Bindegewebsschicht, aber am ausgedehntesten im Fettgewebe. Die bei dem Einreissen des Fettgewebes noch stehengebliebenen Gewebsstränge sind mit Bindegewebs- und Rundzellen besetzt, ebenso die Ränder des betroffenen Fettzellennestes (Fig. 2 g g).

Bemerkenswerth ist die Anordnung dieser Zellen um das Lumen der Cyste. Einer Strecke der Innenfläche parallel geordnet, ist eine Reihe von follikelähnlichen Rundzellenhaufen (Fig. 1 g, Fig. 3 f). Auch der grösste Reichthum an Bindegewebszellen ist in der innersten Zone, concentrisch geordnet zu finden (Fig. 1 f). Es macht den Eindruck, als ob ein besonders starker, exsudativer und formativer Reiz von der Höhle aus auf diese Fläche eingewirkt hätte. Von den kleineren Höhlen der Cystenwand gilt dasselbe, aber in beschränkterem Maass (Fig. 2 g).

Die Proliferationsvorgänge in der Cystenwand drücken sich nicht allein in der Randbuchtung, sondern auch in einer Reihe von radiären Falten aus (Fig. 1 h, Fig. 3 e).

Einige markhaltige Nervenfasern liegen in der äusseren und inneren Schicht (Fig. 1 l).

2. Fall.

Anamnese: 7-monatliches Mädchen. Linksseitige, hühnereigrosse Geschwulst, angeboren. Rasche Zunahme. Am fünften Tag mannsfaustgross. Punction: Schmutziggelbe, blutige Flüssigkeit. Wiederfüllung. Beinahe alle 4 Wochen neue Punction. 4 Geschwister ohne ähnliche Geschwülste.

Status: Kräftig gebautes Kind. Kuglige, exquisit fluctuirende, bläulich verfärbte Geschwulst links zwischen Cucullaris, Sternocleidomastoideus, Clavicula und Proc. Mastoideus. Basis erstreckt sich ziemlich weit in die Tiefe. Haut normal. Drüsen frei.

Operation: Am 19. Juni 1896. Heilung per primam.

Präparat: Uniloculäre Cyste, kuglig, kartoffelgross. Wand dünn, stellenweise dicker. Innenfläche glatt, glänzend, an einzelnen Stellen Trabekeln. Inhalt: dünne, braune Flüssigkeit.

Mikroskopischer Befund: Dieser Fall ist das fast vollständige Ebenbild von Fall 1. Wir finden dieselbe Bindegewebswucherung, dieselbe Anordnung in concentrischen Fasern um das Cystenlumen, denselben regellosen Verlauf in der äusseren Schicht (hier nur durch eine kleinere Partie in Fig. 4 bei b vertreten), mit eingeschlossenem und angelagertem Fettgewebe, dieselbe sanft wellenförmige Ein- und Ausbuchtung der Innenfläche (Fig. 4), dieselbe endothellose Höhlenbildung im Bindegewebe (Figg. 5, 6) und Fett, dieselbe dichte Rundzelleninfiltration des Bindegewebes, resp. der Bindegewebszüge zwischen den Fettzellen (Fig. 4). Er unterscheidet sich nur durch gleichmässigere Wanddicke und die Abwesenheit von Rundzellenfollikeln. Die Bindegewebskerne ziehen in gestreckten Lagen concentrisch um das Cystenlumen. Auch hier befindet sich die dichteste Anhäufung derselben in den innersten Lagen, als ob der Hauptbildungsreiz vom Lumen aus auf die Zellen eingewirkt hätte. Die Höhlen sind theils leer, theils mit hellen, geronnenen Massen oder desintegrirten Blutkörperchen gefüllt (Fig. 5 b, c). Im Cystenlumen ist eine grössere Partie eines theils fadenförmigen, theils structurlosen Gerinnsels, welches stellenweise der Wand innig aufliegt (Fig. 4 c, c, Fig. 5 c). In der äusseren Schicht liegen zahlreiche Blutgefässe, im äusseren Theil der inneren Schicht zahlreiche Capillaren, von Rundzellen dicht umgeben.

3. Fall.

Anamnese: 4-jähriger Knabe. Rechtsseitige Geschwulst am Hals, von den Eltern erst seit $2^1/_2$ Jahren bemerkt, ohne bekannte Ursache entstanden, sich allmählig vergrössernd. Seit einem Jahr rapides Wachsthum. Keine Beschwerden.

Status: Fast hühnereigrosse, weiche, elastische, fluctuirende, exquisit transparente, scharf abgrenzbare Geschwulst vor dem rechten Sternocleidomastoideus. Sie erstreckt sich breit in die Tiefe vor dem Sternocleidomastoideus und ist nicht in toto verschieblich. Haut normal. Drüsen frei.

Operation: Am 17. Juni 1896. Heilung per primam.

Präparat: Conglomerat von kleinen, rundlichen Cysten, welche bis an die Gefässscheide reichen. Innenfläche: glatt. Inhalt: klare Flüssigkeit.

Mikroskopischer Befund: Das Bild zeigt in manchen Punkten viel Aehnlichkeit mit den beiden vorigen, aber auch wesentliche Abweichungen. Auch hier unterscheidet man zwei Lagen, eine innere, aus einigermassen concentrisch geordneten und eine äussere, aus regellosen Bindegewebszügen (Fig. 7). Beide Lagen, insbesondere die äussere, sind von Fettzellnestern durchsetzt (Fig. 8). In Beiden findet man Höhlenbildung, durch Auseinanderweichen der Bindegewebszüge resp. Einreissen des Fettgewebes. Das viel jugendlicher erscheinende Bindegewebe trägt jedoch im Gegensatz zu Fall 1 und 2 alle Zeichen eines hastigen Wachsthums an sich. Es bildet darum ein äusserst lockeres, beinahe reticuläres Gefüge, welches überall von grösseren und kleineren Spalten unterbrochen (Fig. 8) und von dichten Zügen junger Bindegewebszellen durchsetzt ist. Diese Zellenzüge sind in auffallender Weise dem Rand der Cystenwand parallel geordnet (Fig. 7, 8) und zwar so, dass jede Lage eine besondere Wachsthumsetappe zu bezeichnen scheint. Auch hier also, und sogar noch prägnanter als im Fall 1 und 2 gewinnt man den Eindruck, dass ein Reiz auf die freie Innenfläche der Cyste eingewirkt habe.

Dieser Reiz hat aber mehr formativ als exsudatbefördernd gewirkt, denn Rundzellen, welche als Leucocyten zu deuten wären, sind so gut wie gar nicht vorhanden. Nur ganz vereinzelt trifft man hier und da einige im Gewebe an. Etwas häufiger findet man sie in characteristischer, randständiger Stellung an den Wänden der mit rothen Blutkörperchen vollgestopften Gefässe. Im Uebrigen aber ist das Bild ganz von den wuchernden Bindegewebszellen beherrscht.

Diese Wucherung macht sich auch in der starken Kräuselung der inneren Cystenfläche geltend. Die Ein- und Ausbuchtungen sind bedeutend zahlreicher als im Fall 1 und 2, theils als kleine Falten (Fig. 7, 8) dicht nebeneinander liegend, theils papillenartig (Fig. 7 e, f, f) oder zottig (Fig. 7 g) in's Innere der Cyste hineinragend. Innerhalb dieser Auswüchse weicht das Gewebe bereits wieder auseinander, wie z. B. in der Zotte f Fig. 7, und bildet dadurch neue Hohlräume. Weder in grossen oder kleinen Hohlräumen ist Endothel zu sehen (Fig. 8).

Die Cystenwand enthält Blutgefässe. Die grösseren liegen in der äusseren Schicht und entsenden von dort zarte Aestchen in die innere Schicht. Die Adventitia der grösseren Gefässe und die Umgebung der Capillaren zeigt stellenweise eine stärkere Anhäufung von Bindegewebszellen, im Allgemeinen aber hält sich die Wucherung ganz unabhängig von den Gefässen und ist sogar am stärksten in gefässfreien Partien.

Ausserdem finden sich markhaltige Nervenfasern und quergestreifte Muskelfasern in der äusseren Schicht, offenbar aus der Umgebung stammend.

4. Fall.

Anamnese: 5-jähriges Mädchen. Kleine, rundliche Geschwulst über dem rechten Schlüsselbein, seit 2 Jahren bemerkt. Allmähliges Wachsthum, vor zwei Monaten Punction. Noch am selben Tag erreichte die Cyste die frühere Grösse wieder.

Status: Ueber der Mitte des rechten Schlüsselbeins und oberhalb desselben, nach auswärts von dem Sternocleidomastoideus eine wallnussgrosse, exquisit fluctuirende, elastische, äusserst verschiebliche, scharf begrenzte Geschwulst, welche einen breiten Strang in die Tiefe schickt. Drüsen frei.

Operation: Am 8. Juni 1896. Heilung per primam.

Präparat: Uniloculäre Cyste, deren Stiel bis an die Vena jugularis ext. reicht. Wand bald dick, bald dünn. Inhalt: dünne, schmutzig braune Flüssigkeit.

Mikroskopischer Befund: Dieser Fall zeichnet sich von den drei übrigen durch die vollständige Abwesenheit von Fettgewebe aus. Dafür bietet die Cystenwand alle schon beschriebenen Arten von Bindegewebswucherung und Höhlenbildung in übersichtlichster Weise dar. Sie besteht, wie bei den anderen Cysten aus einer inneren, festen Lage von mehr weniger concentrisch geordneten und einer äusseren, lockeren, stellenweise netzartigen Lage von Bindegewebszügen. Die relative Stärke der zwei Lagen ist ausserordentlich verschieden. Stellenweise nimmt die feste, innere Lage die ganze Wanddicke ein, stellenweise wird sie von der reticulären äusseren Schicht beinahe vollständig verdrängt (Fig. 9). In beiden Lagen, aber besonders in der äusseren, entsteht Höhlenbildung durch das Auseinanderweichen des Gewebes (Fig. 10 c, c, c, c), an der Innenfläche ausserdem durch Einsenkungen in der wuchernden Cystenwand (Fig. 9 f f, Fig. 10 f). Diese Einsenkungen sind an verschiedenen Stellen in verschiedenen Entwicklungsstadien sehr deutlich an Serienschnitten zu beobachten. Blutgefässe befinden sich nicht in der Nähe. Der formative Reiz wirkt also nicht vom Blut, sondern vielmehr vom Cystenlumen aus auf die Innenfläche ein. Die Innenfläche ist zum Theil sanft wellenförmig geschlängelt; zum Theil in Falten gelegt, zum Theil in langen Zotten ausgewachsen. Die Wucherung der Cystenwand ist ebenfalls wie in Fall 2 durch radiäre Falten angezeigt (Fig. 9 h).

Die Cystenwand ist im Ganzen ziemlich arm an Rundzellen. Die meisten finden sich in kleinen Haufen um die Capillaren in der äusseren Bindegewebslage. Die jungen Bindegewebszellen beherrschen auch hier, wie in Fall 3 das Feld. Sie sind in parallelen Schichten geordnet (Fig. 9, 10), offenbar Wachsthumsetappen markirend, die jüngste, innerste Schicht liegt frei am Cystenlumen, stellenweise mit spärlichen Rundzellen und ausgetretenen rothen Blutkörperchen vermischt.

III. Deutung des Befundes.

Klinisch und makroskopisch haben wir es in allen vier Fällen mit einem wohlcharacterisirten Lymphangioma cysticum zu thun, wie es anderweitig wiederholt und in fast übereinstimmender Darstellung beschrieben und abgebildet worden ist. Auch mikroskopisch fehlt zum Lymphangiom nichts als das Endothel. Aber damit fällt auch die Diagnose eines Lymphangioms. **Es handelt sich hier nicht um einen Vorgang im Lymphgefässsystem, sondern um einen Vorgang im Bindegewebe.**

Welcher Art dieser Vorgang ist, kennzeichnet sich zur Genüge durch den histologischen Befund. Findet man neben einander Narbengewebe, Gewebswucherung und Gewebszerfall, in Gemeinschaft mit einem serösblutigen Exsudat, einer kleinzelligen Infiltration und Blutextravasaten als scharf abgegrenzte, pathologische Insel mitten im gesunden Gewebe eines gesunden Individuums, so ist wohl nur eine einzige Deutung des Vorgangs zulässig. Es liegt eine Entzündung vor, und zwar eine theils abgelaufene, theils noch bestehende, milde und circumscripte Entzündung. Anders wüsste ich diesen Befund nicht zu erklären, und ich glaube kaum, dass sie sich anders erklären lässt, ohne gegebene

Thatsachen zu ignoriren oder ihnen Gewalt anzuthun. Die Autoren, welche diesen Schluss nicht ziehen, beschränken sich darauf, die Gewebswucherung als eine Neubildung zu bezeichnen. Das ist aber lediglich eine Umschreibung. Sie bleiben uns aber die Aetiologie diese Neubildung schuldig und sie verzichten auf jede Erklärung der neben der Gewebswucherung vorhandenen kleinzelligen Infiltration. Nur wenn diese sich zu circumscripten, follikelähnlichen Haufen, wie in unserem Fall 1, Figg. 1, 3, verdichtete, haben Einzelne, wie z. B. Jaksch[1]) sie als Lymphdrüsengewebe aufgefasst, aus dem sie die Neubildung entstehen liessen. Doch die kleinzellige Infiltration ist ein ebenso wesentlicher Theil des Gesammtbildes, als die Neubildung. Nur eine Annahme genügt, um Beides, sowie die übrigen Erscheinungen, auf einen einheitlichen Process zurückzuführen, und das ist die Annahme einer Entzündung.

Sehen wir uns nach Entzündungsformen um, welche dem hier angenommenen Vorgang entsprechen würden, so fallen uns vor allem drei ein: die **Phlegmone serosa circumscripta** (Kocher und Tavel),[2]) die **Entzündung als Ursache der subcutanen Hygrome** (Schuchardt)[3]) und die sog. traumatische Cystenbildung (Sasse)[4]).

---

[1]) Ein Beitrag zur Entwicklung der cystischen Geschwülste am Hals. Zeitsch. f. Heilkunde, 1885.
[2]) Vorlesungen über chirurgische Infectionskrankheiten, 1895.
[3]) Ueber die Entstehung der subcutanen Hygrome. Centralblatt für Chirurgie, 1890.
[4]) Ueber Cysten und cystische Tumoren der Mamma. Arch. f. klin. Chir. Bd. 54. 1897.

Von der Phlegmone serosa circumscripta wissen wir, dass sie gern im subcutanen Gewebe auftritt, ohne Frost und Fieber verlaufen kann, mit einer starken aber rein serösen Schwellung einhergeht und u. a. durch Bacterientoxine entsteht. Allerdings zeichnet sich diese Phlegmone in ihren bekannteren Formen nach Insectenstich oder als äussere Zone eines Eiterherds durch schnelle und vollständige Resorbirbarkeit aus. Aber zwischen dieser leichtesten Art und der eitrigen Phlegmone liegt eine Verbindungsreihe allmählich an Intensität zunehmender Formen, und in der Nähe der rein serösen, rasch verschwindenden Phlegmone wird sich eine finden, bei welcher der formative Reiz stark genug ist, um eine Zellenbildung zu veranlassen, die sich auch nach Ablauf der Entzündung als nicht mehr resorbirbare Grenzhülle erhält und in derem Inneren sich das entzündliche Exsudat ansammelt, ohne einen Abfluss nach aufnahmefähigeren, gesunden Geweben zu finden.

Diesem Process nahe verwandt wäre eine milde, circumscripte Form der diffusen, fibrinösen Phlegmone, welche Stromeyer [5]) in München sehr häufig beobachtete und der er eine »rheumatische Natur« zuschrieb. »Nach einer Erkältung entsteht unter Fieber eine sehr harte und sehr schmerzhafte Geschwulst, welche tief zwischen die Muskeln eindringt. . . . . Es kommt zu keiner eitrigen Schmelzung.« Bei einer in einem solchen Fall nöthig werdenden, Albert unvergesslichen Tracheotomie, »kreischte das Gewebe thatsächlich unter dem Messer.« Es war also eine bedeutende, in Ver-

---

[5]) Citirt bei Albert: Lehrbuch der Chirurgie.

narbung übergegangene Bindegewebsneubildung vorhanden.

Auch Schuchardt, in seiner Arbeit über die Entstehung der subcutanen Hygrome, hat einen Vorgang beschrieben, dessen Verwandtschaft mit den uns beschäftigenden Bindegewebscysten mir eine so innige zu sein scheint, dass ich seine Darstellung folgen lasse:

»S. hat mehrmals subcutane Hygrome in **sehr frühen Entwicklungsstadien** extirpirt und dabei die Beobachtung gemacht, dass dieselben aus einer Unmasse kleinster, mit röthlichem Serum gefüllter Hohlräume bestanden, also makroskopisch eine grosse Aehnlichkeit mit cavernösen Lymphangiomen besassen.

»Man hat sich die Bildung der Hygrome bisher so vorgestellt, dass in die Höhle eines Schleimbeutels hinein eine Exsudation seröser Flüssigkeit erfolge. Da aber die Schleimbeutel meist einfache Gewebsspalten sind, die nur selten durch Scheidewände in einige Fächer zerlegt sind, so kann man sich auf diese Weise unmöglich die Bildung einer vielkammerigen Geschwulst erklären. In der That handelt es sich auch nicht um eine einfache Exsudation, wobei die Wand des Schleimbeutels sich passiv verhält, sondern zunächst im wesentlichen um **eine eigenthümliche Form entzündlicher Gewebsneubildung mitten im Bindegewebe**. Es entstehen Kerntheilungen, sowie Wucherungsvorgänge in den Bindegewebszellen, welche sehr stark aufquellen und, ähnlich wie bei der Coagulationsnekrose, gewöhnlich ihre Kerne verlieren. Dann erst kommt es zu einer und zwar fibrinösen Exsudation mitten in das Gewebe hinein. Zwischen und innerhalb der veränderten Bindegewebszellen entstehen feine Fibrinnetze, so dass also im frühesten Stadium das Hygrom nur eine derbe Verhärtung ohne jede Flüssigkeitsansammlung darstellt. Erst später tritt eine Verflüssigung ein, indem wahrscheinlich hauptsächlich das Bindegewebe einschmilzt, während aus den übrigbleibenden Faserstoffmassen ein dichtes Maschenwerk entsteht, angefüllt mit Trümmern von Bindegewebe, Leucocyten und seröser Flüssigkeit. Später setzt sich dieser Einschmelzungsvorgang noch weiter fort, und es tritt durch Verkümmerung der Scheidewand ein Zusammenfliessen der einzelnen Cysten zu grösseren Hohlräumen und schliesslich zu einem einzelnen Sack ein, an welchem oft noch die Reste der ursprünglichen Scheidewände als unregelmässige, fetzige Fortsätze zu erkennen sind. Der eigentliche fibrinöse Entzündungsvorgang ist bei den alten Hygromen schliesslich nur in der Wand des Sackes zu erkennen, ist aber auch hier stets nicht nur auf der Oberfläche desselben beschränkt, sondern immer in beträchtlicher Tiefe in die Sackwand hinein zu verfolgen.

»Somit können sich also die Hygrome an jeder beliebigen Stelle im Bindegewebe entwickeln, ganz unabhängig von präformirten Bindegewebsspalträumen. Damit soll keineswegs geläugnet werden, dass sich die Bildung eines Hygroms nicht auch an einen der vorhandenen Schleimbeutel anschliessen könne, nur ist auch in diesem Falle der Vorgang nicht ein derartiger, dass eine Ausschwitzung in den Hohlraum oder eine Exsudation von Fibrin auf die freie Fläche des Schleimbeutels erfolgt, sondern die Entzündung spielt sich tief im Bindegewebe der Schleimbeutelwand ab, und das fibrinöse Exsudat, welches sich in jedem Hygrom vorfindet, entsteht unmittelbar in und aus diesem eigenthümlich veränderten, entzündeten Bindegewebe. Exsudat und Schleimbeutelwand sind somit nicht von einander zu trennen, sondern gehen unmittelbar in einander über.«

Fügen wir noch Kocher und Tavel's (l. c.) Beschreibung einer gewöhnlichen Abscessbildung hinzu: 1. Invasion der Keime. 2. Nekrose des Gewebes. 3. Einwanderung von Leucocyten in den nekrotischen Herd. 4. Beginn der Phagocytose. 5. Proliferation der fixen Bindegewebszellen in der Umgebung des Herdes. 6. Entartung der aufgenommenen Keime. 7. Bildung einer zelligen, fibrösen Membran um den erweichten, nekrotischen Herd, als Folge der Zellproliferation und Abkapselung des Entzündungsherdes. 8. Die Membran wird von Leucocyten und neugebildeten Gefässen durchsetzt und nimmt dadurch die Eigenschaften eines Granulationsgewebes an. Kommt es nicht zur Abscedirung, so gehen die Leucocyten nicht zu Grunde.

Die sog. traumatischen Cysten werden von Sasse[6]) beschrieben als »Cysten, welche in dem Bindegewebe (in seinen Fällen der Mamma) ohne Betheiligung des Drüsenapparates, also ohne irgend welche epitheliale Auskleidung entstehen, gewöhnlich in Folge eines Traumas«. Als Beispiel führt er eine 18-jährige Virgo an, welche durch ein Pferd in die rechte Brust gebissen wurde. Schmerzhafte Anschwellung, welche verging, aber einen harten, wallnussgrossen Knoten zurückliess. Extirpation. Cyste mit derbfibröser Wand, innen glatt, aussen mit dem umliegenden Gewebe innig verbunden. Inhalt: Hellgelbe, ölartige Flüssigkeit. Mikroskopischer Befund: Cystenwand bestand aus parallel gelagerten, etwas gewellten, stark sklerosirten, dicken Bindegewebsfasern. Keine Spur von Epithel, Kerne spärlich. Epikritisch bemerkt Sasse: »Durch den Biss hat eine starke Quetschung des subcutanen Fettgewebes stattgefunden, hierdurch sind die Fetttröubchen zerdrückt und dass Fett aus den Zellen ausgepresst worden. Anstatt nun, wie es gewöhnlich geschieht, resorbirt zu werden, ist dasselbe an Ort und Stelle liegen geblieben, die zerstörten Zellreste haben sich ebenfalls aufgelöst und der ganze Herd ist durch eine reactive Bindegewebswucherung der Umgebung abgekapselt und zur Cyste geworden».

Einen ähnlichen Fall berichtet Trélat[7] an der linken Hinterbacke nach einer Contusion. Bluterguss, Schmerzen, Cyste mit ölartiger Flüssigkeit. Kein Epithel.

An der Hand von diesen vier Prozessen, der Phlegmone serosa circumscripta, der subcutanen Hygrombildung, des im Stadium vor der Eiterung stehen gebliebenen Abscesses, und der traumatischen Cyste, können wir uns von der Entstehung der vorliegenden Bindegewebscysten eine Vorstellung machen, welche sich in allen Punkten sowohl mit der klinischen Beobachtung, als mit dem mikroskopischen Befunde deckt.

---

[7] Tumeur de la fesse gauche developpée à la suite d'une contusion. France Medicale 1874.

Das Primäre würde eine Entzündung des Bindegewebs sein.

Ganz correkt ist das allerdings nicht. Das Primäre wäre die Ankunft der Entzündungsursache, doch darüber sprechen wir später. Gehen wir also jetzt von der Entzündung im Bindegewebe aus. Sie könnte mit Exsudation allein, oder, was wahrscheinlicher ist, mit Gewebsnekrose und nachfolgender Exsudation und Verflüssigung einhergehen. In beiden Fällen aber würden diese Processe mild und cirumscript verlaufen und eine **Neubildung von Bindegewebszellen das Hauptproduct der Entzündung** sein.

Das Exsudat würde die Bindegewebsfasern auseinander drängen und zwar sowohl die erst vorhandenen als die neugebildeten. Es würden erst kleine, allmählig grösser werdende Hohlräume entstehen, welche anfänglich die Form der ursprünglichen Bindegewebsspalten mehr oder weniger beibehielten, oder in Folge der Faserrichtung sich länglich oder unregelmässig ausdehnten, mit der Zeit aber, nach dem Gesetz des gleichmässigen, hydrostatischen Druckes, sich abrundeten. Auch im Bindegewebe der Fettnester würde dasselbe stattfinden, aber dieses Gewebe würde nicht so allmählig auseinander weichen, sondern einreissen in Folge seiner geringeren Festigkeit. So glaube ich, im Gegensatz zu Bayer[8]) das Wachsthum der Geschwulst auf Kosten des Fettes erklären zu müssen. In unseren Präparaten sieht man auch überall die fetzigen Rester der gewaltsam zersprengten Fettzellen-

---

*) Ueber die Bedeutung des Fettgewebes für den Aufbau lymphatischer Neubildungen. Zeitschr. f Heilkunde. Bd. 12. 1891.

haufen. Sie tragen die Spuren eines Traumas, und ihre Bindegewebsbalken tragen die Spuren der entzündlichen Infiltration, welche dieses Trauma verschuldete (Fig. 2). Nirgends aber fand ich Bilder, welche auf das Fett als Baumaterial hinwiesen. A priori hat auch eine solche Annahme wenig Berechtigung. Das Fett ist Füllstoff und Reserve-Brennstoff, über ein gewisses Maass hinaus aber ist es Degenerationsstoff, und als solchen fasse ich alles lipomatöse Fettgewebe auf. Demnach wäre es nicht das Fett, welches zum Aufbau der bindegewebigen Neubildung gedient hätte, sondern vielmehr die bindegewebige Neubildung, welche bei Entstehung eines Lipoms secundär fettig degenerirt wäre.

Doch kehren wir zum Entwicklungsgang unserer Cysten zurück. Um jede Flüssigkeitsansammlung zwischen den verdrängten Bindegewebsfasern würde sich bald eine Grenzhülle von jungem Bindegewebe bilden. Es entstünde also ein Complex von kleinen, mit Exsudat gefüllten, nach der Nachbarschaft durch eine festere Bindegewebswand abgeschlossenen Hohlräumen. Das Stadium entspräche dem Lymphangioma simplex Wegner's[9]).

Damit aber hätte der Process nur einen vorläufigen Abschluss gefunden. Die Entzündungsursache wirkt noch weiter. Die Exsudation in das Innere der Cysten würde zunehmen und die bindegewebigen Elemente der Cystenwand würden sich vermehren. An Stellen, welche durch Gewebszerfall geschwächt wären, oder

---

[9]) Ueber Lymphangiome. Arch. f. klin. Chirurgie. Bd. 20. 1876—77.

an denen eine geringere Bindegewebsneubildung stattgefunden hätte, würde die Cystenwand dem wachsenden Druck der Flüssigkeit nachgeben und eine Verschmelzung von mehreren Cysten unter einander stattfinden, bis aus zahlreichen Cystchen einige grössere Cysten geworden wären, welche durch ihre Trabekel und Nischen uns ihre Entstehungsgeschichte berichteten. Der Vorgang würde also, analog dem bei Lymphangiom nach der Wegner'schen Eintheilung, die drei Stadien der einfachen, cavernösen und cystischen Geschwulstbildung aufweisen.

Nach kürzerem oder längerem Verlauf würde wiederum Stillstand eintreten, aber die Entzündung würde meistens schlummern, ohne völlig erloschen zu sein, und von Zeit zu Zeit kämen Nachschübe des Prozesses. Die Exsudation würde von Neuem beginnen, die Cysten würden an Grösse zunehmen, die Cystenwand trüge deutliche Spuren von noch bestehender entzündlicher Reizung und fortschreitender Gewebsproliferation.

In diesem Stadium sind die von mir untersuchten Cysten, und ihre Beschaffenheit deckt sich vollkommen mit obiger Voraussetzung. Ueberall finden wir Anhäufungen von Rundzellen, und die Innenwand der Cysten — welche fortgefahren sind zu wachsen, nachdem die flüssige Exsudation aufgehört hatte, wodurch ein Missverhältniss zwischen Sack und Inhalt, zu Gunsten des ersteren entsteht — buchtet sich ein und aus. An der Art dieser Ausbuchtungen kann man das Tempo des Wachsthums ermessen. Manchmal sieht man nur eine leichte Fältelung (Figg. 1, 9), manchmal grosse Prominenzen und Einsenkungen (Fig. 4), dann wieder dichte Kräuselungen oder zottige Verästelungen

(Figg. 7, 8), welche einen bedeutenden Theil des Lumens ausfüllen und neue Hohlräume innerhalb der Cyste bilden. Das Ganze ist ein genaues Analogon der Wucherung und des Einreissens einer multiloculären Ovarialcyste.

Die Bindegewebswucherung ordnet sich auf der Innenfläche, auf welcher der gleichmässige Flüssigkeitsdruck lastet, regelmässig und concentrisch. Nach aussen, wo dieser Factor nicht wirkt, läuft sie unregelmässig aus. Die innere Wand ist darum glatt und die unmittelbar darauf folgende Partie gleichmässig dick. Die nächste Partie aber ist schon sehr ungleichmässig in der Dicke und die lockere, äussere Partie geht ganz unregelmässig, zackig und narbenstrahlig in die Umgebung über (Fig. 1).

Selbstverständlich werden alle benachbarten Gebilde in diesen Neubildungs- und Schrumpfungsprocess mit hineingezogen. Wir finden Blutgefässe, Nerven und quergestreifte Muskelfasern an und in den äusseren Wandschichten. Es macht nicht den Eindruck, als ob eine Neubildung dieser Elemente stattgefunden hätte; wahrscheinlich lagen sie einfach im Bereich des wuchernden Bindegewebes und wurden daher mehr oder weniger von demselben umschlossen.

Die Flüssigkeit, mit welcher die Cysten gefüllt sind, ist zunächst Serum oder richtiger Gewebsflüssigkeit, welche das (als Antwort auf den Entzündungsreiz) mit Blut überfüllte Capillarnetz geliefert hat. Wenn man diese Gewebsflüssigkeit als Lymphe bezeichnen will, so muss man hinzufügen, dass es Lymphe ist, welche nicht aus den Lymphgefässen stammt, sondern noch nicht in sie hineingetreten war. Ausserdem werden wir schon a priori annehmen müssen, dass die Cystenflüssigkeit wechselnde Mengen echter Lymphe und Blut enthalten wird, welche per diapedesin et rhexin in die Höhlen gelangen; per diapedesin in Folge des entzündlichen Reizes, per rhexin durch das Zerreissen von Blut- und Lymphcapillaren. Durch die Untersuchungen Landerer's[10]) wissen wir ja, dass die Capillarwand nur zwei Drittel des auf ihr lastenden Flüssigkeitsdrucks zu tragen vermag. Das andere Drittel tragen die umliegenden Gewebe. Wird nun in Folge von Höhlenbildung oder Gewebszerfall eine Seite eines Capillarrohres des stützenden Gewebes beraubt, so wird sie an dieser Stelle nachgeben, sich erst aneurysmatisch ausbuchten und schliesslich zerreissen, ein Vorgang, welcher ja in Lungencavernen auch bei grösseren Gefässen sich abspielt und vermuthlich hier ebenfalls. Bei dem weit niedrigeren Druck in den Lymphcapillaren und Lymphgefässen wäre diese Erklärung für einen Lymphaustritt unter normalen Verhältnissen weniger wahrscheinlich, aber in einem entzündeten Gebiet leicht denkbar, wegen der Beeinträchtigung der Zellsubstanz der Wände und der stärkeren Füllung in Folge behinderten Abflusses.

Was den Austritt von Blut aus Capillaren anbelangt, so fanden sich zahlreiche Spuren davon in der Cystenwand, theils als frisches Blut, theils als Pigmenthaufen. Im Fall 4 lag eine längliche Ansammlung von rothen Blutkörperchen am freien Cystenrand. Der braune Inhalt der Cysten in Fällen 2 und

---

[10]) Die Gewebsspannung in ihrem Einfluss auf die örtliche Blut- und Lymphbewegung. Zeitschrift für Chirurgie, 1885.

4 beweist nichts, da hier punctirt worden war. Aber es sind Fälle genug in der Literatur verzeichnet, in denen bei derselben Cystengeschwulst einzelne Höhlen mit heller, andere mit blutiger Flüssigkeit angetroffen werden, z. B. Nasse[11]), Fall 17, und es wird nirgends bestritten, dass Lymph- und Blutcysten ihre Entstehung identischen Vorgängen verdanken.

Aber damit sind die Bestandtheile der Cystenflüssigkeit wahrscheinlich nicht vollzählig. **Die löslichen Theile vom entzündlichen Agens, sofern ein solches vorhanden ist, werden ebenfalls in ihr enthalten sein.** Nehmen wir an, dass dieses Agens bacterieller Natur sei, so würden **Toxine** in die Cystenflüssigkeit übergehen.

Die Art der vorliegenden Bindegewebswucherung scheint mir eine solche Annahme in hohem Grade wahrscheinlich zu machen. Die Cystenwand weist deutlich hin auf ein Wachsthum von der freien Oberfläche aus. Die Bindegewebslagen sind concentrisch übereinander geschichtet und bekunden, ungefähr wie die Jahresringe eines Baumstammes, Perioden rascherer und langsamerer Zunahme, in ihrer Abwechselung von Zellenreichthum und Zellenarmuth (Fig. 7, 9, 10). Ferner zeigt die Innenfläche die unzweideutigen Spuren eines mehr oder weniger lebhaften Wachsthumsprocesses in den Ein- und Ausbuchtungen der Wand, ein Vorgang, den man nicht nur in den grossen Cysten (Fig. 10 f), sondern ebenfalls in den kleinen, erst in der Entstehung begriffenen Höhlen der Cystenwand resp. Cystenum-

---

[11]) Ueber Lymphangiome. Arch. f. klin. Chirurgie, Bd. 38 b. 1889.

gebung klar verfolgen kann (Fig. 2 f, f). Gehen wir von dem allgemeinen biologischen Grundsatz aus, dass jedes Wachsthum die Antwort der Gewebe auf einen von aussen einwirkenden Reiz sei, so müssen wir in diesem Fall den Reiz da suchen, wo wir das Wachsthum antreffen, also auf der freien Innenfläche der Hohlräume, wo es nur in löslicher Form im Cysteninhalt vorhanden sein kann.

Einen ähnlichen Gedanken finden wir bei Narath [12]: »Der Inhalt der Lymphcyste wirkt auf die bindegewebige Wand wie ein Fremdkörper; sie geräth in einen Zustand chronischer Entzündung und producirt ein eigenartiges Granulationsgewebe.« Hiebei betrachtet Narath den Fremdkörper als solchen als Reizerzeuger, ohne Berücksichtigung seiner chemischen Beschaffenheit.

Aehnlich äussert sich Unna [13]: »Die Neubildung jeglicher Art von Gewebe unter dem Einfluss der Blut- und Lymphstauung an elephantiastischen Unterschenkeln ist eine zu alltägliche Erscheinung und die Bildung von Lymphangiomen und Lymphangiektasien zu innig mit derselben verknüpft, um den Gedanken einer Anregung der Lymphangioblasten zur Proliferation durch Stauung von der Hand zu weisen.«

Ebenso Bayer [14]: »Die durch die Störung der Lymphcirculation verursachte Stauung ist als Reiz

---

[12] Ueber retroperitoneale Lymphcysten, 24. Chirurgencongress, 1895.

[13] Bei Orth: Lehrbuch der speciellen pathologischen Anatomie, 1884. Die Histopathologie der Hautkrankheiten.

[14] Altes und Neues über kranke Lymphdrüsen. Arch. f. klin. Chirurgie, 1895.

anzusehen, auf welchen das umgebende Gewebe durch Proliferation antwortet.«

Wäre es aber wahr, wie diese Autoren annehmen, dass ein blosser Fremdkörper, resp. ein mechanischer Druck einen zur Erzeugung einer so ausgedehnten Bindegewebsneubildung adäquaten Reiz ausüben könnte, so müsste es bei jedem subcutanen Bluterguss oder sonstiger Gewebszerreissung zu einer Bindegewebsneubildung kommen. Die Erfahrung lehrt aber, dass solche Blutergüsse fast ohne Ausnahme spurlos resorbirt werden. Jedenfalls gehört noch ein x dazu, in Gestalt eines chemisch wirksamen Körpers, um die Zellthätigkeit anzuregen.

Aber nicht nur die Bindegewebswucherung deutet auf die Gegenwart von Toxinen in der Cystenflüssigkeit. Auch die Anordnung der Leucocyten in concentrischen Ringen um das Cystenlumen redet dieselbe Sprache. Was könnte diese Anordnung bedingt haben, wenn nicht ein Reiz, welcher eben vom Cystenlumen aus chemotactisch nach der Innenfläche zieht? Und was könnte ein solcher Reiz sein, wenn nicht parasitäre Toxine, welche nicht frei im Blut kreisten, sondern nur auf diesen Raum beschränkt wären?

Freilich braucht man den chemisch wirksamen Körper nicht nur unter den Stoffwechsels- oder Zerfallsproducten von Parasiten zu suchen. Er könnte auch ein Zerfallsproduct der eignen Körperzellen sein. Diese Autovergiftung ist der wahrscheinlichste Anreiz der Entzündung bei den sog. traumatischen Cysten, sofern eine parasitäre Invasion des verletzten Gewebes hier auszuschliessen ist, und bei der Entzündung nach

Verbrennung.[15]) In unseren Fällen jedoch ist eine traumatische Entstehung höchst unwahrscheinlich und wir können darum die Quelle des Giftstoffes kaum wo anders suchen als in fremden Eindringlingen.

In Anbetracht aller dieser Verhältnisse, glaube ich den Befund nicht anders deuten zu können, denn als: **Parasitäre Entzündung im Bindegewebe.**

IV. Infectionswege.
1. Infection durch das Blut.

Von unseren vier Cystengeschwülsten waren zwei, Fall 1 und 2, angeboren. Von Fall 3 und 4 ist dies zweifelhaft.

Die meisten sog. Lymphcysten, resp. Lymphangiome des Halses sind angeboren oder in früher Kindheit entstanden, und selbst für solche, welche viel später auftreten, ist man geneigt, eine angeborne Anlage anzunehmen. Diese Neigung, wie mir scheint, erklärt sich durch die fast mystischen Vorstellungen, welche wir noch immer mit dem Begriff einer angebornen Anlage verknüpfen. Man scheint vielfach von der Auffassung auszugehen, dass ein pathologischer Process durch die Bezeichnung »Bildungsfehler« hinlänglich erklärt sei. Aber auch der Bildungsfehler muss seine Ursache haben, so gut wie ein Fehler, der im späteren Leben erworben wird, und wir fangen an zu entdecken, dass diese Ursachen in sehr vielen Fällen vor und nach der Geburt genau dieselben sind. Speziell in Bezug

---

[15]) Unna: Histopathologie der Hautkrankheiten. 1894.

auf den vorliegenden Fall haben wir gar keine Veranlassung, eine Ursache zu vermuthen, welche nur während der Entwicklung in utero ihre Wirksamkeit entfalten kann. Wir haben alle Zeichen einer Entzündung gefunden, und zwar einer Entzündung durch lebende Krankheitserreger. Dass diese in den meisten Fällen keine »angeborne Anlage« darstellen, sondern extrauterin in den Körper eindringen, brauchen wir nicht noch erst zu beweisen. Eher hätten wir es nöthig, den von manchen Seiten, so z. B. von Robert Meyer[16]) angezweifelten Begriff der fötalen Entzündung zu begründen. Aber auch diese steht bereits durch unanfechtbare Beobachtungen fest. Ich verweise hier nur auf die Arbeit von Dürck[17]) um weiter unten auf den Gegenstand zurückzukommen. Wir dürfen daher den für die Entstehung unserer Cysten angenommenen entzündlichen Process im Bindegewebe als an keine Lebensperiode gebunden betrachten, was auch thatsächlich durch die Casuistik bestätigt wird.

Allerdings scheint das kindliche und speziell das intrauterine Alter von dieser Erkrankungsform begünstigt zu sein. Wir werden vielleicht eine Erklärung für diese Thatsache finden, wenn wir untersuchen, auf welche Weise die supponirten Krankheitserreger an den Ort ihrer Thätigkeit gelangen können.

Für das ungeborne Kind bestehen, wenn wir von groben, mechanischen Insulten, wie Fruchtabtreibungs-

---

[16]) Zur Aetiologie der Gynatresien auf Grund der einschlägigen Casuistik. Zeits. f. Gynäkologie und Geburtshilfe, Bd. 34. 1896.

[17]) Ueber intrauterine Typhus- und Mischinfection einer lebensfähigen Frucht. Münch. med. Wochenschrift, 1896.

versuchen (Ollivier) [18]) absehen, drei Quellen der Infection: die elterlichen Keimzellen, das mütterliche Blut und das Fruchtwasser. Bis jetzt sind Syphilis und Tuberkulose, [19]) die einzige menschliche Krankheit, welche erwiesenermaassen durch die Keimzellen auf den Foetus übertragen wird. Wir kennen aber bereits eine ganze Reihe von Krankheiten, welche durch das mütterliche Blut übertragen werden, und zwar durch Krankheitserreger, welche in diesem Blut kreisen und mit ihm auf das Kind übergehen. Diese Krankheitserreger sind Staphylo-, Strepto- und Pneumococcen; Typhus-, Tuberkel- und Rotzbacillen; Cholera- und Recurrensspirillen.

Ist das mütterliche Blut mit Keimen verunreinigt, welche die normale, erkrankte oder verletzte Placenta passiren können, so werden diese Keime, unter den gegebenen Bedingungen, unfehlbar dem foetalen Kreislauf einverleibt. Durch die Nabelvene werden sie in den kindlichen Körper geführt. Die Nabelvene theilt sich bekanntlich in zwei Aeste, von denen der eine zur Leber geht, der andere, als Ductus venosus Arantii in die untere Hohlvene einmündet. Dieser Blutstrom passirt das Herz, unter Abgabe eines kleinen Quantums an die unthätige Lunge, und wird durch die Aorta der oberen und unteren Körperhälfte zugeführt.

Die Leber ist daher das einzige Organ, welches das unverdünnte mütterliche Blut direkt aus der Nabelvene erhält und es stünde zu erwarten, dass etwa vorhandene Krankeitskeime sich in ihr ablagern würden.

---

[18]) Archives générales de médecine. Bd. 5. 1834.
[19]) Szegö: Der gegenwärtige Stand der Lehre von der Vererbung der Tuberculose. Arch. f. Kinderheilkunde. Bd. 21. 1897.

Zweifellos geschieht dies auch, aber in der Leber bestehen Verhältnisse, welche geeignet sind, die Keime schnell unschädlich zu machen, nämlich eine ausserordentlich reichliche Blutversorgung — und Blut ist ja das erste der natürlichen Desinfectionsmittel — und dicht gedrängte Zellenmassen, welche die vereinzelten Keime wie ein undurchdringlicher Wall umringen und, vermöge ihrer bactericiden Eigenschaften, vernichten.

Das mütterliche Blut, welches dem übrigen Körper zugeführt wird, ist mit dem kindlichen Venenblut der Cava inf. und sup. verdünnt. Etwa durch das mütterliche Blut eingedrungene Keime werden also dadurch auf eine entsprechend grössere Blutmenge vertheilt.

Diesen beiden Umständen, nämlich der Vernichtung von Keimen in der Leber und der Verdünnung des mütterlichen Blutes, ehe es den Körper des Foetus erreicht, dürfte es wohl zu verdanken sein, dass Eiterungen so ungeheuer selten intrauterin vorkommen. Robert Meyer[20]) kennt keinen einzigen Fall mit Ausnahme des oben erwähnten von Ollivier. Wir haben vermuthlich darin zwei natürliche Schutzvorrichtungen von eminenter Bedeutung zu erblicken. Darum wohl bringen die Keime, die wahrscheinlich weit häufiger als früher angenommen, im mütterlichen Blut vorhanden sind, fast nie einen intensiveren Process als eine entzündliche Neubildung zu Stande und auch das nur äusserst selten, und dann meistens in Gegenden, welche schwach mit Blut versehen sind und deren Zellen nicht nur spärlich stehen, sondern überdies

---

[20]) l. c.

durch besondere Verhältnisse in ihrer Widerstandskraft gelitten haben. Eine solche Gegend ist vor allem das Subcutangewebe des Halses. Die Blutversorgung im Vergleich mit Muskeln und Drüsen ist unbedeutend, das Zellgewebe, und besonders im Fett, ist ungemein weitmaschig und locker, und die Gegend ist vor und während der Geburt verschiedentlichen Traumen ausgesetzt, wie Nabelschnur-Umschlingung, Knickung, Dehnung, Druck, welche die Circulation stören oder sogar eine Gewebsquetschung verursachen können.

Unter solchen Bedingungen ist es wohl denkbar, dass Keime, welche mit der Blutflüssigkeit aus den Capillaren in den Gewebsspalten gedrungen sind, nicht, wie sonst, dort vernichtet werden, sondern eine Entzündung hervorrufen.

Wir werden keine weit verbreitete Entzündung erwarten. Dazu werden die Keime für gewöhnlich zu spärlich sein. In der Regel findet man in der That nur einen Entzündungsherd, resp. eine Anzahl kleiner Entzündungsherde in einem eng umgrenzten Gebiet. Ausnahmsweise aber sind multiple Entzündungsherde vorhanden, und es liegt kein theoretisches Bedenken vor, ihre Entstehung in derselben Weise wie die des Einzelherdes zu erklären.

Wir werden auch keine heftig verlaufende Entzündung erwarten. Erstens wiederum wegen der Spärlichkeit der Keime. Durch die Untersuchungen von Hermann[21] wissen wir, dass die pathogene Wirkung von Krankheitserregern von ihrer Zahl abhängig ist.

---

[21] Citirt bei Kocher und Tavel, l. c.

Hermann unterschied je nach den Mengen der Keime drei Grade von Wirksamkeit:
1. Kleine Zahl — keine Reaction.
2. Mittlere Zahl — leichte locale Schwellung, ohne Eiterung.
3. Grosse Zahl — Abscess.

Zweitens wegen der vermuthlich geringen Virulenz. Denn virulente Keime hätten bei der Mutter auffälligere Erscheinungen hervorgerufen, als nach den publicirten Fällen zu schliessen ist. Auch stimmt die Form der Entzündung mit ihrer vorwiegenden Neigung zu Neubildung ganz überein mit dem, was wir über die Wirkung von wenig virulenten Keimen wissen. Als Beispiel sei an die Erosion der Portio vaginalis, sowie an die Wucherung der Uterindrüsen bei chronischer Endometritis erinnert. Nach den Untersuchungen von Kiener und Duchert[22]), entstehen bei Injectionen von abgeschwächten Culturen von Micrococcus tetragenus ganz beschränkte Nekrosen, und es tritt die formative Reizung völlig in den Vordergrund, indem sich eine dicke Abgrenzungsschicht aus Abkömmlingen der fixen Bindegewebszellen bildet. Könnten wir eine genauere Beschreibung unseres Processes wünschen. Die wenigen und schwach virulenten Keime, welche durch das mütterliche Blut in das Subcutangewebe des Foetus gelangen, würden dort a priori, in Uebereinstimmung mit allen Erfahrungen, genau die Entzündungsform hervorrufen müssen, die wir that-

---

[22]) Archives de médécine experimentale, 1893. Cit. be Kocher und Tavel, l. c.

sächlich in allen unseren vier Fällen gefunden haben, eine circumscripte, milde, nicht eiternde, mit ganz geringer Gewebsnekrose, seröser Exsudation und ausgesprochener formativer Reizung verlaufende Entzündung.

Auch eine weitere Ueberlegung führt zu der Annahme, dass die Krankheitserreger in unseren Fällen auf dem Blutweg an Ort und Stelle gelangt sein müssen. Es liegt eine reine Bindegewebsentzündung ohne jede Betheiligung der präformirten Blut- oder Lymphgefässe vor. Wir können also nur die Bindegewebsspalten als Ablagerungsstätten der Keime annehmen. Wären die Keime durch die Lymphwege, mit ihrer langsamen Strömung und ihren vielfachen Unterbrechungen durch Klappen und Drüsen dahingelangt, so wäre es schwerlich ohne eine Infection der Lymphgefässe und der Lymphdrüsen abgegangen. Beides ist hier nicht der Fall. Die Lymphdrüsen der Umgebung sind frei und die Geschwülste enthalten nicht einmal gesunde, geschweige denn erkrankte Lymphgefässe. Gelangten die Keime dagegen durch die Blutwege mit ihrem rasch fliessenden, von keinen Hindernissen unterbrochenen Strom dahin, so wäre wohl anzunehmen, dass sie in Anbetracht ihrer geringen Zahl und Virulenz erst dann zur Ansiedlung und Entwicklung kommen würden, wenn der Flüssigkeitstrom in den Bindegewebsspalten, welche ja physiologisch als Mittelstück des Circulationsapparates betrachtet werden müssen, den höchsten Grad von Verlangsamung erreicht hätte.

Es liegt daher nahe, anzunehmen, dass bei Entzündungen, welche primär vom Bindegewebe ausgehen, die Infection stets auf dem Blutwege erfolgt und dass die intrauterine Lebensperiode darum von solchen Entzündungen am meisten befallen wird, weil in ihr die Bedingungen für eine Infection durch die Blutwege am günstigsten liegen. Sie ist ja die einzige Lebensperiode, in welcher Keime, ohne Haut oder Schleimhaut zu passiren, direct in das Blut gelangen können.

Trotzdem aber ist die Infection durch die Blutwege bekanntlich keinesweges an diese Periode gebunden. Auch im extrauterinen Leben gelangen Keime, und zwar in zweifacher Weise in das Blut, entweder von einer anderweitigen, primären Ansiedlung aus, oder indem Bacterien, welche sich meist unschädlich im Verdauungstractus aufhalten, durch Herabsetzung der allgemeinen oder localen Vitalität die Fähigkeit erlangen, die Epithelgrenze zu passiren und in die Capillaren einzudringen.

Beide Bedingungen werden ebenfalls häufig im kindlichen Alter erfüllt, wie die eitrigen und tuberculösen Knochenprocesse zur Genüge beweisen. Für die erste seien angeführt: Nabeleiterung, Wundsein, Hautausschläge, Tonsillitis, Otitis media, die acuten Exantheme; für die zweite: Verdauungsstörungen, wie sie z. B. Heubner beobachtete, als Ursache für Meningitis durch Bacterium Coli commune bei Säuglingen.

Dass der Uebergang von Keimen in's Blut bei den verschiedensten Krankheitsprocessen keine Seltenheit ist, beweisen zur Genüge die neueren Arbeiten über diesen Gegenstand, insbesondere die eingehenden Untersuchungen von Canon.[23] Nicht nur bei Sepsis und Pyämie, sondern auch bei Osteomyelitis, Meningitis, Scharlach, Diphtherie, Influenza, Otitis media purulenta, Endocarditis und Verbrennung sind Staphylococcen, Streptococcen, Pneumococcen, Diphtherie- und Influenzabacillen, Bacterium Coli commune und andere, unbenannte Bacterienarten, bei Fällen mit und ohne tödtlichem Ausgang, vor und nach dem Tode, von Canon und Anderen im Blute nachgewiesen worden. Es ist jedenfalls berechtigt, aus diesen Beobachtungen die Schlussfolgerung zu ziehen, dass auch bei klinisch viel milderen Erkrankungen Keime in's Blut übergehen, ja sogar, dass die vorübergehende und völlig symptomlose Anwesenheit von Keimen im Blut ein wahrscheinlich häufiges Vorkommniss ist.

In diesem Sinn ist wohl auch die öfters beobachtete Eiterung an Stelle einer mit Silberdraht genähten Bruchpforte zu deuten. Silberdraht ist zweifellos ein Gegenstand, welcher mit absoluter Sicherheit sterilisirt werden kann. Keime werden mit ihm jedenfalls nicht eingeführt. Aber Keime kreisen im Blut und siedeln sich nach 1—2—3 Jahren, ohne jede Beziehung zur ehemaligen Operation, an der vom Silberdraht beständig gereizten und dadurch zum locus minoris resistentiae gewordenen Stelle.

Dass diese Blutkeime sich mit Vorliebe im Knochensystem, also in einem Abkömmling des Bindegewebes, ansiedeln, ist ebenfalls eine längst bekannte und experimentell erhärtete Thatsache. Ich erinnere nur

---

[23] Zur Aetiologie der Sepsis, Pyämie und Osteomyelitis Zeitschr. f. Chirurgie. Bd. 37. 1893.

an die Untersuchungen von Rodet,[24] Courmont und Jaboulay,[25] Lannelongue und Achard[26] und E. Lexer,[27] welche durch Injection von Reinculturen von Staphylococcen und Streptococcen in die Blutbahn, und zwar ohne Hinzufügung eines Knochentraumas, eine acute Osteomyelitis erzeugten.

Und dass diese, durch Infection von den Blutwegen aus entstandenen Osteomyelitiden fast ausschliesslich eine Krankheit des jugendlichen Alters sind, steht ebenso fest. Nennt sie doch Jordan[28] geradezu »eine pyämische Erkrankung der Entwicklungsperiode«. Die Staphylomycosen der Knochen, sagen Kocher und Tavel,[29] müsse man im Kindersaal suchen, während sie bei den Erwachsenen in Form von Gelenkrheumatismus und Endocarditis zu finden sind. Ebenso fand Lexer,[30] dass die Injection von Staphylococcen in's Blut bei erwachsenen Thieren eine Erkrankung von Gelenken, Muskeln und inneren Organen, bei wachsenden Thieren dagegen nur Knochenherde zur Folge hatte.

Alle diese Beobachtungen beweisen, dass Infectionen auf dem Blutwege auch im extrauterinen Leben leicht genug zu Stande kommen und dass solche Infectionen

---

[24] Etude expérimentale sur l'ostéomyélite infectieuse. Comptes rend. de l'Académie des Sciences, 1884.

[25] Sur les microbes de l'ostéomyélite aigue infectieuse Comptes rend. de la Société de Biologie, 1890.

[26] Etude expérimentale des Ostéomyelites à Staphyloc. et à Streptoc. Annales de l'Institut Pasteur, 1891.

[27] Zur experimentellen Erzeugung osteomyelitischer Herde. Arch. f. klin. Chir. Bd. 48. 1894.

[28] Die acute Osteomyelitis. Beitr. z. klin. Chir., 1893.

[29] l. c.

[30] l. c.

mit Vorliebe Kinder und bei diesen ein Glied der Bindegewebsgruppe betreffen. Meistens ist dieses Glied das Knochensystem, finden wir aber mitunter den Infectionsherd im Bindegewebe, so sind wir wohl vollauf berechtigt, denselben Entstehungsmodus wie bei der so viel häufigeren Osteomeylitis anzunehmen. Jedenfalls haben wir keine Veranlassung, den Anfang einer Bindegewebsentzündung, welche erst einige Jahre nach der Geburt auftrat, mit Gewalt in das intrauterine Leben zurückzuverlegen und krampfhaft auf eine ›congenitale Anlage‹ zu fahnden, die wir obendrein nicht einmal erklären können.

Aber ebensowenig werden wir zögern, die allerdings viel selteneren Fälle von Bindegewebscysten bei Erwachsenen ebenfalls als das Product einer durch Infection vom Blut aus entstandenen Entzündung im Bindegewebe anzusehen. Denn die erste Bedingung zu ihrer Entstehung, die Aufnahme von Keimen in's Blut, ist jedenfalls kein seltenes Ereigniss, — die Ansteckung des Foetus durch das mütterliche Blut beruht ja auf der Anwesenheit von Keimen in diesem Blut — und wenn diese Keime sich erfahrungsgemäss verhältnissmässig selten im Bindegewebe ansiedeln, so kann das für uns kein Grund sein, in den Fällen, wo sie es doch thun, an ihrer Herkunft zu zweifeln. Auch hier werden wir eine Geschwulst, welche alle Zeichen eines entzündlichen Processes an sich trägt, für eine Entzündung erklären, und wenn diese Entzündung, ihrer ganzen Beschaffenheit nach, als nur vom Bindegewebe ausgehend betrachtet werden kann, so werden wir folgern müssen, dass die inficirenden Keime auf dem Blutweg an's Ziel gelangt sind.

2. Infection durch das Fruchtwasser.

Im normalen Fruchtwasser sind Bacterien m. W. noch nicht nachgewiesen worden. Dass sie aber überhaupt in's Fruchtwasser übergehen können, lässt sich nicht nur indirect aus vielen Beobachtungen schliessen, sondern ist von Gebhard[31]) culturell sehr wahrscheinlich gemacht worden. In sechs Fällen von Tympania Uteri gelang ihm die Züchtung von Bacterium coli commune, in zwei derselben ausserdem von Streptococcus pyogenes. Nicht anders sind wohl die Fälle von krankhaft verändertem, übelriechendem Fruchtwasser bei stehender Blase zu deuten, wie sie von verschiedenen Autoren beschrieben worden sind. A. Martin[32]) sagt hierüber: »Das Fruchswasser (bei der acuten Entzündung der Schleimhaut und Muscularis des Uterus) wird trübe, intensiv übelriechend«, und Gebhard[33]), dem ich das Citat entnehme, fährt fort: »Die Thatsache darf wohl als feststehend betrachtet werden, dass es eine Eifäulniss bei stehender Blase giebt, mit anderen Worten, dass das Fruchtwasser schon beim Blasensprung übelriechend abfliesst. Wohl jeder Geburtshelfer hat dies beobachtet, wenn es aber trotzdem nöthig sein sollte, einen concreten Fall heranzuziehen, so verweise ich auf eine Mittheilung von Briegleb[34]), worin es heisst: »Das beim Blasensprung

---

[31]) Klinische Betrachtungen und bacteriologische Untersuchungen über Tympania uteri. Zeitschr. f. Gyn. und Geb Bd. 26. 1893.
[32]) Lehrbuch der Geburtshilfe, 1871.
[33]) l. c.
[34]) Geburt eines lebenden Kindes bei vollständig zersetztem Fruchtwasser. Ctblt. für Gynäkologie, 1892.

abfliessende Fruchtwasser war von dunkler, schmutzigbrauner Farbe mit dunklen Flocken versehen und stark faul riechend.«

Apriori ist es sicher wahrscheinlich, dass Bacterien aus dem mütterlichen Blut in das Fruchtwasser übergehen, ohne sich immer durch schwere Zersetzungserscheinungen zu erkennen zu geben. Nach Krukenberg[35]) ist es »als erwiesen anzunehmen, dass lösliche Stoffe vom Blute der Mutter aus in das Fruchtwasser gelangen, ohne durch den Foetus hindurch zu gehen, dass auch Blutserum aus den mütterlichen Gefässen in das Amnioswasser übergehen kann.« Es müsste aber sonderbar zugehen, wenn dieses aus den mütterlichen Gefässen transudirende Serum nicht gelegentlich vorhandene Keime mitnähme, umsomehr als Lücken im Amnionepithel in vielen Fällen bei normalem Fruchtwasser von Ahlfeld[36]) gefunden und als einfache Kratzeffecte durch den Foetus gedeutet wurden.

Gehen aber Keime in das Fruchtwasser über, so werden sie von hier aus unfehlbar in den Verdauungstractus des Foetus gelangen. Ahlfeld[37]) nimmt ja »ein vielmaliges Austrinken des Fruchtwassers« durch den Foetus als normal an.

Meistens dürften diese Keime allerdings schon vor dem Verschlucken abgestorben sein, resp. im kindlichen Körper vernichtet werden, denn das Meconium ist be-

---

[35]) Arch. f. Gynäkologie, Bd. 22, citirt bei Döderlein: Vergleichende Untersuchungen über Fruchtwasser und fötalen Stoffwechsel. Archiv für Gynäkologie. Bd. 37. 1890.

[36]) Berichte etc. aus Marburg, 1885.

[37]) Cit. bei Döderlein, l. c.

kanntlich normalerweise steril. Es giebt aber Abweichungen von dieser Regel, wie z. B. der von Rehn[38]) berichtete Fall von Melaena, bei dem Micrococcen in den Darmcapillaren gefunden wurden. Auch die Melaenafälle mit Darmgeschwüren als Ursache der Blutung, wie sie von Hecker, Spiegelberg, Landau, v. Winckel, v. Zezschwitz beobachtet worden sind, sowie ein kürzlich von Dietel[39]) demonstrirter Fall von Melaena mit übelriechendem Blut und Stuhl 2 Stunden p. p. lassen sich kaum anders deuten, als durch eine parasitäre Infection auf dem Wege des Fruchtwassers.[40])

Für die Möglichkeit, ja sogar für die Wahrscheinlichkeit einer Infection durch das Fruchtwasser von der Mundhöhle aus sprechen auch die angebornen Fälle von Lymphangiom, Teleangiektasie und Elephantiasis in Mund und Gesicht. Diese Gegend ist ja geradezu der Predelictionsort für congenitale Formen der genannten Krankheiten. Nach der Zusammenstellung von Gurlt[41]) aus den Wiener Spitalen kamen unter 388 Angiomen 315 = 81% auf Kopf, Gesicht und Hals, für Rumpf und Extremitäten blieben also nur 73. Alles spricht für

---

[38]) Cit. bei Gärtner: Identischer Bacterienbefund bei zwei Melaenafällen Neugeborner. Arch. f. Gynäkologie. Bd. 45. 1894.

[39]) Demonstration in der Gesell. f. Geburtshilfe zu Leipzig. Centralbl. f. Gynäkologie, 1896.

[40]) Sollte vielleicht ein Theil der angeborenen Atresien des Geschlechtsschlauchs auf dieselbe Quelle zurückzuführen sein? Stroganow (Petersburger Dissert. 1894) fand bei fünf unter vierzehn Mädchen vor dem Bad, zwischen 1—5 Stunden nach der Geburt, Keime in der Scheide. (Cit. bei Vahle: Das bacteriologische Verhalten des Scheidensecrets Neugeborner. Zeitschr. f. Geburtshilfe und Gynäkologie. Bd. 32. 1895.)

[41]) Beiträge zur chirurg. Statistik. Arch. f. Chir., Bd. 25, 1880.

die Einwirkung eines unmittelbaren Reizes auf die erkrankten Partien, und wo soll dieser Reiz vor der Geburt anders herstammen, als aus dem Fruchtwasser? Allerdings dürfte die Aufnahme der Keime fast ausschliesslich auf dem Lymphweg geschehen. Dafür sprechen schon die hochgradigen Veränderungen des Lymphgefässsystems in den beschriebenen Fällen von Makroglossa. Ein Lymphangiom wäre demnach das erste Product der Entzündung und nur im Anschluss an den lymphangiomatösen Entzündungsprocess dürften wir eine Betheiligung des Bindegewebes und der Blutwege erwarten. Freilich werden in vielen Fällen die primären Veränderungen durch die secundären verdeckt.

Zum Infectionsbezirk der Mundhöhle gehört auch der Hals, und Fälle wie der von Winiwarter[42]) beschriebene, in dem Makroglossa und Lymphangioma colli gleichzeitig und zusammenhängend vorkamen, deuten klar genug auf die Mundhöhle als Eingangspforte für den gemeinsamen Krankheitserreger.

Für reine Bindegewebscysten, wie in unseren Fällen, ist dieser Infectionsmodus jedoch höchst unwahrscheinlich. Bei ihnen, wie ich oben nachzuweisen suchte, ist nur eine Infection auf dem Blutweg annehmbar, und die Infection durch das Fruchtwasser von der Mundhöhle aus geschieht mit ebensogrosser Wahrscheinlichkeit nur auf dem Lymphweg.

Nur unter einer Voraussetzung ist eine primäre Infection der Bindegewebsspalten durch das Fruchtwasser plausibel, nämlich bei dem Eindringen von

---

[42]) Die Chirurgischen Krankheiten der Haut und des Unterhautzellgewebes, 1892.

verschluckten Keimen in die Blutcapillaren der Darmwand. Selbst wo dieses vorkommt, würden wir das Hängenbleiben der Keime eher im Peritoneum als in entfernteren Bezirken erwarten, [43] aber ganz auszuschliesen ist die Möglichkeit wohl nicht, dass auch auf diesem Wege eine Infection in das Subcutangewebe des Halses gelangt.

V. Herkunft der Keime im mütterlichen Blut.

Jede Infectionskrankheit, welche die Mutter während oder auch vor der betreffenden Schwangerschaft durchmachte, könnte die Quelle abgeben, z. B. infectiöse Katarrhe der Luftwege, des Verdauungstractus, der Urogenitalorgane, eine Puerperalerkrankung, ein Gelenk- oder Muskelrheumatismus, ein Typhus, ein Erysipel, eine Influenza, ein Panaritium, eine eiternde Frostbeule, eine Tonsillitis, eine Mittelohreiterung, ein Zahnabscess. Wir wissen ja, dass die kleinste Eiterpustel zu einer Pyämie werden kann, und dass Keime aus einer längst vergessenen Krankheit jahrzehntelang latent aber virulent im Körper liegen können, um bei einer späteren, dem Betroffenen oft unerkannt gebliebenen Veranlassung wieder mobil und dem Kreislauf ein-

---

[43]) Cf. Gärtner, l. c. Melaena. Fibrinöse Peritonitis bei unveränderter Magen- und Darmschleimhaut, und Gessner: Fötale Peritonitis, keine Syphilis, Mutter gesund während der Schwangerschaft. Fusslage, Kind intra partum gestorben. Zeitschr. f. Gyn. und Geb., 1896. Mackenrodt: Fötale Peritonitis. Zeitschr. f. Gyn. und Geb. Bd. 27. 1893. Keller: Fötale Peritonitis. Zeitschr. f. Gyn. und Geb. Bd. 27. 1893.

verleibt zu werden. So erklären wir ja die Osteomyelitis und die sogen. kryptogenetische Sepsis.

Dieser Vorgang findet wahrscheinlich viel häufiger statt, als wir ahnen. Bei der Ubiquität der Eitercoccen werden unsere Zellen- und Gewebsflüssigkeiten täglich und stündlich Schlachten zu liefern haben, die spurlos an oder vielmehr in uns vorübergehen. Manchmal hören wir den fernen Kanonendonner, in Gestalt von flüchtigen »rheumatischen« Schmerzen, welche Kocher und Tavel [44]) einer von den Gewebszellen bald zurückgeworfenen Staphylococceninvasion zuschreiben, und manchmal werden wir selbst in den Kampf hineingezogen durch eine Osteomyelitis oder eine Pyämie.

Aber Keime im Blut sind nicht gleichbedeutend mit Pyämie. Die meisten, sowohl die frischen, als die nach langer Ruhe neu aufgeschreckten, gehen wohl im Körper des Wirthes wieder zu Grunde, ohne sich durch eine allgemeine oder auch nur locale Erkrankung klinisch erkennbar gemacht zu haben. Auch die Keime, welche sich durch die Nabelvene in die kindlichen Gewebe verirrt haben, werden in der grossen Mehrzahl der Fälle von diesen vernichtet werden. Ausnahmsweise werden sie erhalten bleiben und sich ansiedeln, und dann mit Vorliebe im Subcutangewebe.

Es giebt eine Infectionsquelle im mütterlichen Körper, welche vor allen anderen geeignet sein dürfte, Krankheitskeime in den fötalen Körper zu entsenden, und die ist das inficirte Endometrium. Bedenkt

---

[44]) l. c.

man, wie selten ein nicht inficirtes Endometrium bei einer Frau anzutreffen ist, — an diesem traurigen Erfahrungssatz ändern alle negativen Bacterienuntersuchungen nichts — so wird man höchstens noch über die natürlichen Schutzkräfte staunen, denen allein es zu verdanken ist, dass Infectionen des Foetus in utero, statt an der Tagesordnung zu sein, zu den grossen Seltenheiten gehören.

Aber so selten wie früher angenommen, sind sie jedenfalls nicht, wie aus den Worten von Veit[45]) hervorgeht: »Als wichtig hebe ich hervor, dass wir nunmehr eine ganze Reihe von anatomischen Veränderungen am Ei auf Endometritis zurückführen müssen.« Und derselbe Autor[46]) bemerkt bei der Besprechung eines Falles von Myxoma chorii: »Eine Erkrankung des Endometriums scheint wenigstens manchmal die Ursache des Myxoms zu sein und die Stärke derselben bewirkt in dem einen, häufigeren Fall die Beschränkung auf das Ei, in dem anderen, selteneren Fall die Infection des gesammten Körpers der Frau.« Weitere Bestätigungen für die Rolle des erkrankten Endometriums bei Infectionen der Frucht, resp. der Fruchtanhänge finden sich in den beiden Arbeiten von Emanuel[47)][48]) über Endometritis in der Schwangerschaft und in der Arbeit von

---

[45]) Ueber Endometritis in der Schwangerschaft. Zeitschr. f. Geb. und Gyn. Bd. 32. 1895.
[46]) l. c.
[47]) Endometritis in der Schwangerschaft. Zeitschr. f. Geb. und Gyn. Bd. 31. 1895.
[48]) Endometritis in der Schwangerschaft. Zeitschr. f. Geb. und Gyn. Bd. 32. 1895.

Franque[49]) über Placentarerkrankungen, in welcher der Verfasser den Uebergang der entzündlichen Exsudation von der Decidua serotina auf das Gewebe der Placentarzotten beschreibt.

Es ist demnach höchst wahrscheinlich, dass wir in der chronischen, von Zeit zu Zeit acut aufflackernden Endometritis eine wenig oder gar nicht beachtete, aber darum doch recht beachtenswerthe Quelle für fötale Entzündungen haben. Möglich, dass so Manches, was bisher als »congenitale Missbildung« figurirte, noch auf diese Quelle zurückgeführt werden wird.

VI. Art der Krankheitserreger.

Die Erreger einer fötalen Bindegewebsentzündung werden wir zunächst unter denjenigen pathogenen Keimen suchen, welche erwiesenermassen von der Mutter auf den Foetus übergehen, also unter den Staphylo-, Strepto- und Pneumococcen, den Typhus-, Tuberkel- und Rotzbacillen und den Cholera- und Recurrensspirillen.

Ausser diesen sind noch Gonococcen, Influenza- und Diphtheriebacillen und Bacterium coli commune im Blute gefunden worden und wenn der Uebergang auf den Foetus auch noch nicht nachgewiesen ist, so muss er wenigstens als wahrscheinlich in die Berechnung gezogen werden.

Aber auch Keime, die im Blute noch nicht nachgewiesen wurden, können wir nicht ausschliessen. Ist

---

[49]) Anatomische und klinische Beobachtungen über Placentarerkrankungen. 1894.

doch von v. Ziemssen[50]) gezeigt worden, dass fast jede allgemeine Infectionskrankheit mit Milzschwellung, also mit dem Uebergang von Krankheitserregern in's Blut einhergeht. In allen Fällen den Nachweis zu führen, ist wohl nur noch eine Frage der Zeit. Und dass die uns noch ganz unbekannten Keime vieler Infectionskrankheiten sich ebenfalls auf dem Blutweg im Körper verbreiten, wissen wir zur Genüge durch die Syphilis und die acuten Exantheme.

Es wird also wohl gerechtfertigt und zweckmässig sein, unter allen Infectionskrankheiten diejenigen als die möglichen Ursachen sowohl einer intra- als einer extrauterinen Bindegewebsentzündung anzusprechen, welche sich anerkanntermassen mit Vorliebe im Bindegewebe localisiren, resp. bei denen diese Localisation überhaupt vorkommt.

1. Staphylococcen.

Unter diesen Infectionskrankheiten steht als facile princeps die Staphylomykose oben an. Die Ubiquität der Staphylococcen in- und ausserhalb des Körpers, die Häufigkeit ihrer Ansiedlung in der verschiedensten Ausdehnung und Intensität, von Eiterpustel, Zahngeschwür und leichter Angina bis zu Knochen- und Gelenkprocessen, Sepsis und Pyämie, der Nachweis ihrer Aufnahme in's Blut[51]), und ihrer Uebertragung

---

[50]) Klinsche Betrachtungen über die Milz. Münchener Med. Wochenschrift. 1896.

[51]) Kocher und Tavel (l. c.) heben hervor, dass der Staphylococcus mit Vorliebe durch die Wand der Blutgefässe hindurch dringt und auf diese Weise direct in den Blutstrom geräth; Folgen: Trombosen oder multiple Aussaat.

auf den Foetus,[52)][53)][54)] und ihre ausgesprochene Vorliebe für das Bindegewebssystem zwingen uns bei jeder Bindegewebsentzündung unbekannten Ursprungs sie in erster Linie der Urheberschaft zu beschuldigen.

2. Streptococcen.

An zweiter Stelle dürften wohl die Streptococcen stehen. Auch von ihnen gilt, wenn auch nicht überall im gleichen Maass, dasselbe wie von den Staphylococcen. Die Uebertragung des Erysipels von der Mutter auf den Foetus und manche Fälle von angeborner Elephantiasis sind doch, wie Moncorvo, unter Zustimmung von Kopp, hervorhebt, nicht anders als durch eine intrauterine Streptococceninfektion zu erklären, und was in dem einen Fall zu einer ausgedehnten Elephantiasis führt, wird in dem anderen bei der circumscripten Bindegewebsentzündung verbleiben, die wir zur Erklärung unserer Bindegewebscysten postulirten.

Die Moncorvo'schen Beobachtungen sind folgende:

[55)] »Drei wohlcharacterisirte Fälle von Elephantiasis Arabum, welche noch während des intrauterinen Lebens zur Entwicklung gelangten. Zwei ähnliche Fälle hat Moncorvo bereits früher gesehen und be-

---

[52)] Dürck, l. c.

[53)] Vergleiche auch Wolff, Festschrift für Virchow. 1891. Fälle von fötaler Osteomyelitis, sowie von Endocarditis und Gelenkrheumatismus bei Neugebornen.

[54)] Auch Max Sperling: Ueber die Aetiologie der sog. intrauterinen Frakturen. Zeitschr. f. Gyn. und Geb. 1893.

[55)] Sur l'Eléphantiasis congénitale. Annales de Derm. et de Syph. 1893.

schrieben. Hinsichtlich der Entstehung dieser Formen glaubt M. die Annahme einer durch den Placentarkreislauf vermittelten Infection der Lymphbahnen der Foeten mit Streptococcus Fehleisen vertreten zu dürfen.« (Ref. Kopp.)

56) »Der Autor, über dessen den gleichen Gegenstand betreffende Arbeiten wir schon früher berichtet haben, theilt drei neuere Beobachtungen mit, welche die bereits früher ausgesprochene Ansicht, dass nämlich diese angebornen Elephantiasisformen auf eine während des Intrauterinlebens zu Stande gekommene Infection der Lymphcanäle durch Fehleisen'sche Streptococcen zurückzuführen seien, als ausserordentlich wahrscheinlich erscheinen lassen.« (Ref. Kopp.)

57) Und endlich ein von Moncorvo beobachteter, von J. W. Ballantyne referirter »Fall von congenitaler Elephantiasis bei einem 5-monatlichen Kind. Vater luetisch. Mutter in der Gravidität eine Anzahl Traumen erlitten, die fast alle das Abdomen trafen und mehr oder minder schwere lymphangitische Reactionen hervorriefen. Geburt normal. Zeichen von hereditärer Lues. Elephantiasis der rechten unteren Extremität. Serum aus dem elephantiastischen Bein des Kindes zeigt Fehleisen'sche Streptococcen. Moncorvo neigt der Erklärung zu, dass die Streptococcen auf dem Wege der der Mutter zugeführten Traumen durch die placentare Circulation in den fötalen Organismus gelangt seien. Das Kind hatte

---

[56]) Trois nouveaux cas d'Eléphantiasis congénitale. Annales de Derm. et de Syph. 1895.

[57]) Edinb. med. Journ. 1896. Ref. Cblt. f. Gyn.

in den fünf Monaten seiner Existenz keinerlei Lymphangitis oder erysipelatösen Processe durchgemacht.«

3. Gonococcen.

An dritter Stelle aber möchte ich den Gonococcen eine Rolle bei dem Zustandekommen der fötalen, vielleicht auch sogar der extrauterinen Bindegewebsentzündung vindiciren. Dass sie in's Bindegewebe eindringen wissen wir zunächst durch Bumm[58]): »Dass der Gonococcus gelegentlich auch ... in Eiteransammlungen innerhalb des Bindegewebes gefunden werden kann, habe ich schon lange vor dem ersten Auftreten Wertheim's und auch in Frankfurt wieder ausdrücklich zugegeben, aber als sehr selten« bezeichnet. Wertheim will sich auf den Ausdruck »relativ selten« verständigen. Darüber möchte ich nicht streiten; selten bleiben die gonorrhoischen Metastasen und Bindegewebsvereiterungen, wie jeder Practiker weiss, jedenfalls.« Eingehender äussert sich Wertheim [59]) in einer seiner jüngsten Arbeiten: »In zarten Zügen setzten sich diese Strassen (von Gonococcen) in das subepitheliale Bindegewebe fort und mit feinen Ausläufern reichten sie tief in's submucöse Gewebe hinein.« »Wenn auch die Gonococcen«, heisst es ferner in dieser Arbeit, »im Allgemeinen als Schleimhautparasiten zu betrachten sind, bieten sie gegenüber den gewöhnlichen pyogenen Organismen nur graduelle Unterschiede«. Ausführlicher wird diese Thatsache von Wertheim in seinem Artikel zur Frankfurter Gonorrhoe-

---

[58]) Zur Frankfurter Gonorrhoe-Debatte. Cblt. f. Gynäkologie. 1896.

[59]) Ueber Blasengonorrhoe. Zeitschr. f. Geb. u. Gyn. 1896.

Debatte [60]) begründet: »Wir wissen heute, dass die Veränderungen, die wir bei der Gonorrhoe der adnexa uteri so häufig finden, die Schwarten und Schwielen, die Narben, die Infiltrationen der Beckenorgane und des Beckenzellgewebes, ... welche in ihrer Gesammtheit in manchen Fällen das ganze Becken erfüllende, derbe Tumuren repräsentiren, ... gonorrhoischer Natur sind.« »Der Gonococcus setzt sich eben zum Bindegewebe in ein viel constanteres und intimereres Verhältniss als dies angenommen worden war. Nicht »einfache Beobachtungen« sind es, sondern Beobachtungsreihen, die dies ergeben haben.«

Voller Anregung in demselben Sinn ist der neuliche Vortrag von König [61]) über gonorrhoische Gelenkentzündung und speciell die dort gegebene Beschreibung der nach Gonorrhoe auftretenden paraarticulären Phlegmonen; nicht minder die sich daran schliessende Discussion, [62]) in welcher Nasse betonte, wie »unendlich häufig« die gonorrhoische Arthritis sei, ebenso die gonorrhoische Sehnenscheidenentzündung und gonorrhoische »Schleimbeutelerkrankungen nicht selten«. Unter 27 Gelenken, welche Rindfleisch auf Nasse's Anregung bacteriologisch untersuchte, wurden bei 14 Gonococcen gefunden, bei 11 ohne andere Organismen.

Aehnlich äussert sich M. Schüller: [63]) »Eine characteristische Erscheinung für die acute gonor-

---

[60]) Cblt. f. Gynäkologie. 1896.
[61]) Deutsche med. Wochenschr. 1896.
[62]) Berliner klin. Wochenschr. 1897.
[63]) Ein Beitrag zu den gonorrhoischen Gelenksentzündungen. Aerztlicher Praktiker. 1896.

rhoische Gelenkentzündung bildet die acute, ödematöse, bisweilen geradezu entzündliche, fast phlegmonöse Infiltration der das Gelenk umgebenden Gewebe.«

Auch Leyden [64]) hat neuerdings Gonococcen aus einer Kniegelenksflüssigkeit demonstrirt, von einer Patientin mit Gonitis gonorrhoica ohne nachweisbare Gonorrhoe der Genitalien, und dabei die Aeusserung gethan: »Es muss jetzt als erwiesen gelten, dass der Gonococcus sich auf dem Wege der Blutbahn in anderen Geweben festsetzen kann.«

Steht es aber auf der einen Seite fest, dass die Gonococcen sich im Blute verbreiten und eine Bindegewebsentzündung hervorrufen können, so haben wir auf der anderen Seite im gonorrhoisch inficirten Endometrium eine reichlich fliessende Infectionsquelle. Die Wichtigkeit dieser Quelle wird beleuchtet durch die sog. Gelenkrheumatismen in der Schwangerschaft und im Puerperium, von denen Nasse [65]) die Ueberzeugung hat, »dass ein ganz ausserordentlich grosser Procentsatz gonorrhoischer Natur ist«. Französische Autoren sollen, nach Nasse, seit Jahren dasselbe behauptet haben.

Es wäre aber geradezu wunderbar zu nennen, wenn von dem im Endometrium in solchem Uebermass abgelagerten und zu Metastasen im mütterlichen Organismus führenden Gonococcen keine den Weg in den kindlichen Kreislauf fänden, um gelegentlich sich im Bindegewebe anzusiedeln und eine Entzünd-

---

[64]) Berliner klin. Wochenschr. 1897.
[65]) Berliner klin. Wochenschr. 1897.

ung dort zu veranlassen. Möglicherweise kommen manche fötale Entzündungen, welche den Staphylo- und Streptococcen zugeschrieben werden, auf Conto der Gonococcen.

4. Pneumococcen.

In den Pneumococcen haben wir Krankheitserreger, bei denen »secundäre Localisationen im Unterhautzellgewebe nicht ungewöhnlich sind« [66]) und welche ausserdem im Endometrium [67]) nachgewiesen wurden. Ihre Fähigkeit, Bindegewebsentzündungen und zwar durch Infection auf dem Blutweg hervorzurufen, wurde neuerdings durch eine Beobachtung von A. Fränkel [68]) bestätigt: Frau an schwerer Pneumonie erkrankt. Im Blut zahlreiche Pneumococcen nachgewiesen. Zwei Tage darauf plötzliche Anschwellung des Ellenbogens und Entwicklung einer eitrigen Entzündung der Bursa hinter dem Olekranon. In dem Eiter wurden ausschliesslich Pneumococcen gefunden.

5. Bacterium coli commune.

Auch dieses wird uns als gelegentlicher Urheber von Bindegewebscysten verdächtig erscheinen müssen, wenn wir bedenken, dass es bei subcutanen Eiterungen schon recht häufig beobachtet worden ist, [69]) dass es

---

[66]) Frosch und Kolle bei Flügge: Die Mikroorganismen 1896.
[67]) Weichselbaum. Wiener klin. Wochenschr. 1888.
[68]) Deutsche med. Wochenschr. 1897. Vereinsbeilage 7.
[69]) Kruse, bei Flügge: Die Mikroorganismen. 1896.

bei puerperalen [70]) und gynäkologischen [71]) Infecktionen vorkommt, und dass es im Darm in steter Bereitschaft liegt, unter gegebenen Bedingungen ins Blut übertreten. [72]) Derselbe Schluss ergiebt sich aus den Erfahrungen von Hohenegg [73]), welcher die Verstopfung bei der Aetiologie der cystischen Mesenterialgeschwülste eine wesentliche Rolle spielen lässt und auch aus den Experimenten von Posner und Lewin [74]), welche bei Stauung des Darminhalts den Durchtritt von Bacterien durch die Darmwand beobachteten. Es ist wohl möglich, dass mancher Fall von Hygroma colli, der in der ersten Kindheit entstand und darum auf die beliebte »congenitale Anlage« zurückgeführt wurde, obgleich keine nachweisbare Geschwulst mit auf die Welt gebracht war, seine Entstehung einer extrauterinen Autoinfection mit Bacterium coli verdankte.

6. Typhusbacillen.

In den Typhusbacillen haben wir Keime, welche regelmässig in's Blut und wie es scheint recht häufig auf den Foetus übergehen. Beim menschlichen Foetus ist der Nachweis allerdings erst fünf Mal geführt wor-

---

[70]) Fränkel, Deutsche med. Wochenschr. 1885.
Eisenhardt, Arch. f. Gynäk. Bd. 47.
Chantemesse ⎫
Widal   ⎬ Bull. méd. 1891.
Lepry   ⎭
Gilbert et Lion. Semaine med. 1892.
[71]) Depla: Intrauterine Infection eines Myoms durch das Bacterium coli commune. Semaine gynécolog. 1896.
[72]) Heubner.
[73]) Ueber cystische Mesenterialtumoren. Wiener klin. Rundschau. 1895.
[74]) Berlin. klin. Wochenschr. 1895.

den,[75]) aber beim Thierexperiment wurde der Uebergang von Frascani[76]) regelmässig beobachtet. Dass sie auf dem Blutweg sich in den verschiedensten Körpertheilen ansiedeln, um dort Entzündungen mit und ohne Eiterung anzuregen, steht durch sehr zahlreiche Beobachtungen fest.[77]) Die häufigsten dieser Entzündungsformen sind Osteomyelitis und Periostitis, — auch experimentell erzeugte Ullmann[78]) Osteomyelitis durch intravenöse Injection von Typhusbacillen — also Erkrankungen der Bindegewebsgruppe. Aber auch Beziehungen zwischen Typhus und Erkrankungen des eigentlichen Bindegewebs sind mehrfach registrirt worden. Unter den von Hohenegg[79]) aus der Literatur zusammengestellten Mesenterialcysten war in 33% der Fälle Typhus voraufgegangen und ebenso in einem von Marquez[80]) beschriebenen Fall von Elephantiasis. Experimentell haben mehrere Forscher[81]) Abscessbildung hervorgerufen, durch subcutane Injectionen von Typhusbacillen.

Wollen wir aber annehmen, dass die Typhusbacillen gelegentlich auch intrauterin zu Bindegewebsentzündungen führen, deren Producte als Cystentumoren sich am lebenden Kind weiter entwickeln, so werden

---

[75]) Dürck, l. c.
[76]) Ref. in Baumgarten's Jahresberichten über die Fortschrittte in der Lehre von den pathogenen Migroorganismen. 1892.
[77]) Cf. Kruse bei Flügge: Die Mikroorganismen. 1896.
[78]) Cit. bei Kocher und Tavel, l. c.
[79]) l. c.
[80]) Contribution à l'Histoire de la Lymphorrhagie et des Lymphatoceles. Gaz. Hebdom. 1879. Ref. Cblt. f. Chir. 1880.
[81]) Zusammengestellt bei Kruse, bei Flügge: Die Mikroorganismen. 1896.

wir einen leichten, abortiven Typhus der Mutter, der ohne Fehlgeburt verlief, supponiren müssen. Die Coincidenz eines solchen Falles mit Hygroma colli ist, soviel ich feststellen konnte, noch nicht beschrieben worden. Unter den bisher veröffentlichten Fällen ist der von Ernst[82]) der einzige, in welchem das Kind auch nur vier Tage am Leben blieb. Damit ist aber der Wahrscheinlichkeit eines gelegentlichen Zusammenhangs zwischen Typhusinfection und intrauteriner Bindegewebsentzündung kein Abbruch gethan.

7. Influenzabacillen.

Der Uebergang der Influenzabacillen in's Blut ist bis jetzt nur von Canon beobachtet worden und wird bekanntlich von mancher Seite noch bestritten. Wir dürfen aber wohl sagen, dass er apriori höchst wahrscheinlich ist und dass viele klinische Erscheinungen im Influenzaverlauf kaum anders als durch die Annahme einer Blutinfection zu erklären sind. Die Fähigkeit der Influenzabacillen, eine Bindegewebswucherung zu veranlassen, geht aus Beobachtungen von Weichselbaum[83]) und Pfeiffer hervor, wonach „die Influenzapneumonie nicht selten in Carnification ausgehen soll, d. h. Ersatz des lufthaltigen Gewebes durch wucherndes Bindegewebe". [84]) Auch Schuchardt[85]) hat kürzlich einen sehr interessanten Fall veröffentlicht, in dem ein 38-jähriger Kaufmann, welcher drei Wochen lang an

---

[82]) Intrauterine Typhusinfection einer lebensfähigen Frucht. Ziegler's Beiträge. Bd. VIII.
[83]) Wiener klin. Wochenschr. 1892.
[84]) Kruse, bei Flügge: Die Mikroorganismen. 1896.
[85]) Berliner klin. Wochenschr. 1897.

Influenza krank lag, unmittelbar im Anschluss an diese Erkrankung diffuse Lipome acquirirte. Wir werden die Influenzabacillen also jedenfalls nicht ausser Berechnung lassen dürfen.

8. Tuberkelbacillen.

Diese siedeln sich bekanntlich beim sog. Scrophuloderma im Subcutangewebe an. Die dabei entstehende tuberculöse Neubildung kann entweder, eitrig zerfallend, die Haut durchbrechen, oder sich mit einer bindegewebigen Neubildung abkapseln.[86]). Die Möglichkeit, dass Bindegewebscysten durch eine zu Skrophuloderma führende Infection des Subcutangewebes entstehen, ist weder für das intra- noch extrauterine Leben von der Hand zu weisen. In der tuberculösen Parotis ist Cystenbildung von Stubenrauch[87]) beschrieben worden.

9. Syphiliserreger.

Die Beziehungen zwischen Syphilis und Erkrankungen des Bindegewebes sind mannigfach. Sowohl eine diffuse, syphilitische Induration des Bindegewebes, (wie z. B. in dem Fall von Theodor Döderlein[88]), welcher bei secundärer Syphilis eine rein interstitielle Induration in Lunge, Leber, Nieren und Lymphdrüsen fand), als syphilitische Gummata könnten, als Endproducte, das Bild unserer Cysten ergeben. Bei here-

---

[86]) Winiwarter: Chirurgische Krankheiten der Haut und des Zellgewebes. 1892.
[87]) Cblt. f. Chirurgie. 1893.
[88]) Beitrag zur Kenntniss der syphilitischen Nephritis. Münchn. med. Wochenschr. 1896.

ditärer Lues sowohl als bei erworbener würden anderweitige specifische Symptome die Diagnose meist erleichtern. Henoch[89]) betrachtet Lymphdrüsenschwellung an Hinterhaupt, Hals, Achsel und Leiste als eine häufige Erscheinung bei hereditärer Lues. Schutz[90]) beobachtete eine fötale Sklerose der feinen Hautarterien bei Syphilis. Hochsinger[91]) sagt über angeborne Lebersyphilis der Säuglinge: »So ist in dieser Lebensperiode der Hauptsitz der luetischen Veränderungen im interstitiellen Bindegewebe und interacinösen Lebergefüge. Die Blutgefässe erscheinen dem cholagogen Apparat gegenüber ganz unvergleichlich viel intensiver ergriffen.« Sallé[92]) macht auf Alterationen der Lymphwege aufmerksam, welche sich sowohl bei erblicher als bei acquirirter Syphilis entwickeln können. Potti[93]) beschreibt einen Fall von angeborner multipler fibrolipomatöser Hyperplasie des Hautzellgewebes bei einem 6-wöchentlichen, luetischen Knaben. M. J. Epstein[94]) beschreibt ein Lymphangiom, welches bei einer 24-jährigen, an tertiärer Lues leidenden Frau auftrat, und durch eine antiluetische Behandlung zurückging. Eichhorst[95]) beschreibt eine syphili-

---

[89]) Vorlesungen über Kinderkrankheiten.
[90]) Prager med. Wochenschr. 1879.
[91]) Zur Kenntniss der angeborenen Lebersyphilis der Säuglinge. Wiener med. Wochenschr. 1896.
[92]) Thèse de Paris. 1884.
[93]) Ueber congenitale Tumoren. Münchn. med. Wochenschrift. 1892.
[94]) Case of Lymphangioma. Journ. of Cut. and Genitourinary Diseases. 1892.
[95]) Elephantiasis syphilitica der Lippen. Virchows Arch. Bd. 131.

tische Lippenelephantiasis, welche nach specifischer Infection am Penis entstand und durch eine antisyphilitische Kur gebessert aber nicht geheilt wurde. Ludwig Nékám[96]) beschreibt einen Fall von Elephantiasis syphilitica bei einem 48-jährigen vor 20 Jahren syphilitisch inficirten Manne; an der linken Lippe Makrocheilie, an Penis und Scrotum elephantiastische Hypertrophie. — Nach Alledem dürfte es nicht allzu gewagt erscheinen, der Syphilis eine nicht gerade untergeordnete Rolle bei der Entstehung von Bindegewebscysten einzuräumen.

10. Diphtheriebacillen.

Endlich sei noch erwähnt, dass Diphtheriebacillen, in's Unterhautgewebe von Thieren gespritzt, dort eine locale Entzündung hervorrufen.[97]) Diesem Experiment analog wäre das Ablagern von Diphtheriebacillen im Unterhautgewebe des Foetus auf dem Blutweg. Der Uebergang der Diphtheriebacillen von der Schleimhaut auf das eröffnete Zellgewebe ist mitunter nach Tracheotomien beobachtet worden.[98])[99]) Die Anwesenheit der Bacillen im Blut wurde verschiedentlich constatirt.

11. Rotzbacillen.

Von den Krankheitserregern, deren Uebergang auf den Foetus nachgewiesen ist, bleiben uns noch die Rotzbacillen, die Recurrens- und Choleraspirillen. Von diesen könnten höchstens die Rotzbacillen, welche

---

[96]) Berliner klin. Wochenschr. 1897.
[97]) Kruse, bei Flügge: Die Mikroorganismen. 1896.
[98]) Spronck, Comptes rend. de l'Acad. des sciences. 1892.
[99]) Welch, ref. in der Hygienischen Rundschau. 1895.

nach Baumgarten[100]) einen ähnlichen formativen Reiz auf die Gewebszellen ausüben wie die Tuberkelbacillen, bei chronischen und leichten Fällen, in Betracht kommen. Bei Recurrens und Cholera ist von Bindegewebsprocessen nichts bekannt.

12. Erreger der acuten Exantheme.

Auch die uns noch unbekannten Erreger der acuten Exantheme kommen in Betracht. Masern, Scharlach und Pocken gehen bekanntlich von der Mutter auf den Foetus über, die Keime müssen sich also im Blute der Mutter befinden und auf diesem Weg auch das Subcutangewebe des Foetus erreichen können.

13. Protozoen.

Schliesslich sei auf die Möglichkeit einer Protozoeninfection hingewiesen. Wenn wir auch vorläufig nichts Thatsächliches darüber wissen, so ist sie apriori durchaus nicht unwahrscheinlich. Bekanntlich ist Malaria von vielen Beobachtern[101]) mit Elephantiasis in Verbindung gebracht worden.

14. Toxine.

Wir müssen noch die Frage aufwerfen, ob wohl der unsere Bindegewebsentzündung auslösende Reiz statt von Parasiten von deren Stoffwechselproducten ausgehen könnte? Alles scheint mir gegen eine solche Annahme zu sprechen. Denn Toxine, welche

---

[100]) Lehrbuch von de Bary, etc.
[101]) Cit. bei Esmarch und Kulenkampff: Elephantiastische Formen. 1885.

im Blut circuliren, setzen eine Allgemeinerkrankung von Mutter und Foetus, resp. von der extrauterin betroffenen Person voraus, und sowohl Anamnese als klinische Beobachtung machen eine Allgemeinerkrankung in diesen Fällen höchst unwahrscheinlich. Wir haben es vielmehr mit einem ausgesprochen circumscripten Process zu thun, welcher unmerklich entsteht und verläuft.

VII. Bindegewebscysten versus Lymphangiome.

In den massgebenden Lehrbüchern der Chirurgie [102]) und der pathologischen Anatomie, [103]) sowie in dem Biedert'schen [104]) Lehrbuch und in sehr vielen Specialarbeiten, wird als Lymphangiom ein Gebilde beschrieben, welches nach Text und Abbildungen in allen Punkten bis auf einen mit unseren Bindegewebscysten identisch ist. **Dieser eine Punkt ist die Endothelbekleidung der Cystenräume.**

---

[102]) König: Lehrbuch der spec. Chirurgie. 1893.
   Hüter-Lossen: Grundzüge der Chirurgie. 1892.
   Tillmanns: Lehrbuch der allg. u. spec. Chirurgie. 1896.
   Albert: Lehrbuch der Chirurgie und Operationslehre. 1890—91.
   Karewski: Die chirurgischen Krankheiten des Kindesalters. 1894.
   Duplay et Reclus: Traité de Chirurgie.
[103]) Ziegler: Lehrbuch der spec. path. Anatomie. 1892.
   Weichselbaum: Grundriss der pathol. Anatomie. 1892.
   Orth: Lehrbuch der pathol. Anatomie. 1894.
   Thoma: Lehrbuch der pathol. Anatomie. 1894.
[104]) Vogel-Biedert: Lehrbuch der Kinderkrankheiten. 1894.

Mit dieser Endothelbekleidung hat man die Entstehung der Geschwulst aus den Lymphgefässen begründet und es dementsprechend mit dem Namen eines Lymphangioms belegt. Busch,[105]) Billroth[106]) und Lücke[107]) sprachen zuerst die Vermuthung aus, dass die Hohlräume des Hygroms sich aus den Lymphcanälen entwickeln könnten. Bald darauf entdeckte Köster[108]) die hierzu erforderliche Endothelbekleidung, und fünf Jahre später schrieb Wegner[109]) seine grundlegende Arbeit, in welcher die Endothelbekleidung der Cystenräume und damit der Ursprung aus den Lymphgefässen für alle hierher gehörigen Geschwulstformen scheinbar endgültig nachgewiesen wurde. Seitdem ist diese Auffassung die allgemeine geworden und sie findet sich bei allen späteren Autoren als feststehender Satz.

Allerdings haben die präformirten Lymphwege zur Erklärung der sog. Lymphgefässgeschwülste nicht genügt. Wie sollten sie auch, da die Lymphangiome mit Vorliebe in Gegenden entstehen, welche sich durch auffällige Armuth an Lymphgefässen auszeichnen? »Bekanntlich ist der Panniculus äusserst arm an solchen«, sagt Langhaus,[110]) »ja, manche Forscher, wie Teichmann und Flemming, leugnen überhaupt ihre Existenz in diesem Gewebe oder lassen sie nur als Begleiter

---

[105]) Cit. bei Virchow: Die krankhaften Geschwülste. 1867.
[106]) Billroth: Beiträge zur patholog. Histologie.
[107]) Die Lehre von den Geschwülsten bei Billroth und Pitha: Handbuch der allg. Chirurgie. 1864.
[108]) Ueber Hygroma colli congenitum. Verhandl. der Würzburger phys. med. Gesellsch. N. F. Bd. III. 1872.
[109]) Ueber Lymphangiome. Arch. f. klin. Chirurgie. Bd. 20. 1876—77.
[110]) Virchow's Arch. Bd. 75.

der Gefässe oder auch ganz vereinzelt und isolirt den Panniculus durchsetzen. Es ist also kein Zweifel, dass hier eine grosse Zahl von Lymphgefässen vorliegt, welche normal nicht vorhanden sein sollte.«

Der Glaube, dass die Cysten nichts Anderes als erweiterte Lymphräume seien, wurde aber durch diese Ueberlegung nicht erschüttert. Man half sich mit der Annahme einer Neubildung von Lymphgefässen, die man theils aus den schon vorhandenen, theils aus dem Bindegewebe entstehen liess. Immer aber blieb der Begriff einer Lymphgefässgeschwulst, im Sinne einer primär aus dem präformirten Lymphgefässsystem hervorgehenden Neubildung, als das Maassgebende der Erscheinung.

Sieht man sich aber in der einschlägigen Casuistik um, so findet man, dass diese vermuthlichen Lymphgefässe sammt ihrer Endothelbekleidung keine so constanten oder unanfechtbaren Gebilde sind, als man aus den Angaben der Lehrbücher glauben müsste. In vielen Fällen wird die Geschwulst als Lymphangiom bezeichnet, ohne dass eine mikroskopische Untersuchung überhaupt stattfand, in anderen fehlt jede Erwähnung von Endothel, in wieder anderen wird die Abwesenheit des Endothels ausdrücklich hervorgehoben, und in manchen, in denen »ein schönes Endothel deutlich nachweisbar« gewesen sein soll, schwächen die Autoren ihre eignen Angaben nachträglich durch Zusätze ab, welche geeignet sind, sowohl an der Ausdehnung als an der Natur dieses Endothels als Lymphgefässintima billige Zweifel zu erregen. Aus einer leider nur sehr oberflächlichen Literaturdurchsicht greife ich folgende Belege heraus:

a) Keine mikroskopische Untersuchung.

1. Kindler[111]) führt als Lymphangiome zwei nicht operirte Geschwülste aus der Poliklinik von Helferich (Fall 2 und 4); zwei Fälle von Güterbock, welche mikroskopisch nicht untersucht wurden (Fall 10 und 11); und sieben Fälle aus der älteren Literatur an, z. Th. allerdings unter dem Vorbehalt, dass die Diagnose nur auf dem klinischen Verhalten beruhe.

2. Zeisler[112]) berichtet über einen nicht operirten Fall, zu dem der Referent[113]) die Bemerkung hinzufügt: »Es handelt sich wohl an beiden Stellen um Lymphangiektasien«.

3. J. E. Graham[114]) beschreibt einen nicht operirten Fall als Lymphangiom.

4. Söderbaum[115]) berichtet über einen »Fall von angebornem Lymphangioma cysticum des Halses« bei welchem der Verlust des Präparates die mikroskopische Untersuchung unmöglich machte.

5. L. v. Lesser[116]) beschreibt einen nicht operirten, also auch nicht mikroskopisch untersuchten Fall von »Lymphangioma diffusum multiplex«.

6. Samter[117]) führt ebenfalls einen nicht operirten Fall (5) als Lymphangioma an.

b) Keine Angaben über Endothel.

1. Joh. Lauenstein[118]) leitet die Entstehung einer Mesenterialcyste aus der Confluenz von ektatischen Venen und Lymphgefässen ab, obgleich die Innenwand der Cyste als aus Binde-

---

[111]) Ueber Lymphangiome. Inaug. Diss. München, 1884.

[112]) Hygroma Linguae. Boston Medical and Surgical Journal. 1885.

[113]) Richter: Cblt. f. Chirurgie. 1885.

[114]) A Case of Lymphangioma. Journal of Cut. and Ven. Diseases. Vol. II.

[115]) Eira, 1887. ref. Cblt. f. Chirurgie. 1889.

[116]) Ueber Lymphangioma diffusum multiplex. Zeitschr. f. Chirurgie. Bd. 34. 1892.

[117]) Ueber Lymphangioma der Mundhöhle. Arch. f. klin. Chir. Bd. 41b. 1891.

[118]) Ueber einen Fall von Mesenterialcyste. Inaug. Diss. München, 1893.

gewebssträngen bestehend angegeben wird. Von Endothel wird nichts gesagt.

2. Samter[119]) führt als Lymphangiom fünf Fälle an, ohne Angaben über Endothel. In Fall 1 und 2 spricht er von wandungslosen Hohlräumen mit »hier und da in das Lumen leicht vorspringenden Kernen«. In Fall A, 3 und 4 und B ist nichts erwähnt.

c) Kein Endothel.

1. Kindler[120]), Fall 4: »Ein Endothelauskleidung kann an keinem der Hohlräume wahrgenommen werden«.

2. Bramann.[121]) Die Wand der Cyste bestand aus einem derben Bindegewebe ohne einen Belag von Epithel oder Endothel auf der Innenfläche.

3. Frobenius[122]) beschreibt als lymphatische Hygrome zwei 20-jährige Spirituspräparate der Münchener Sammlung. In keinem gelang der mikroskopische Nachweis von Endothel, obgleich, wie Verfasser bemerkt, »Lymphendothelien auf der Innenfläche natürlich zu erwarten gewesen wären«. Er erklärt die Abwesenheit der so sicher vorausgesetzten Zellen durch das Alter der Präparate, möglicherweise mit Recht. Dagegen sei an einige Fälle von Nasse[123]) erinnert, bei denen dieser an alten Spirituspräparaten (allerdings nur 5-jährigen), ein deutliches Endothel nachwies, ein Beweis, dass es durchaus nicht immer nur am frischen Gewebe zu finden ist.

4. Nasse.[124])

Fall 1: »Manche der kleinen Hohlräume besitzen entschieden kein Endothel«.

Fall 4: »An anderen Stellen sind Spalten und leere Hohlräume im Fettgewebe vorhanden, die nicht durch eine Ver-

---

[119]) Ueber Lymphangioma der Mundhöhle. Arch. f. klin. Chir. Bd. 41b. 1891.

[120]) l. c.

[121]) Ueber eine Lymphcyste des Unterleibs. Arch. f. klin. Chirurgie. Bd. 35.

[122]) Ueber einige angeborne Cystengeschwülste des Halses. Inaug.-Diss. München, 1889.

[123]) Ueber Lymphangiome. Arch. f. klin. Chirurgie. 1889.

[124]) l. c.

mehrung des Bindegewebes abgesetzt sind. Manche zeigen ein spärliches Endothel, manche auch nicht«.

5. C. Bayer.[125]) »Lückenbildungen mit und ohne Endothelauskleidung.« »Hier bildete das stellenweise ganz mächtig entwickelte Bindegewebe die Wand der Canäle. Auch breitere Canäle und grössere Hohlräume zeigten bloss eine dicke bindegewebige Wand mit zahlreichen elastischen Fasern. Endothel konnte ich trotz eifrigem Suchen nirgends finden«.

d) Abschwächung der Angaben über Endothelbefund.

1. Weichselbaum.[126]) »Ein Endothel habe ich in den grösseren Hohlräumen gewöhnlich nicht gefunden, in den kleineren hingegen sieht man es hier und da in Form von schmalen, spindelförmigen Zellen. An jenen Stellen, wo ich die kleinsten und jüngsten Hohlräume fand, ist das Endothel ausnahmslos vertreten.«

2. Ranke[127]), Fall 1. (Kindler, Fall 6). »Die mikroskopische Untersuchung abgestreifter Partikel zeigte feine, äusserst dünne Platten, in welchen nur unsicher dann und wann ein Kern erblickt wurde. Feine Flächenschnitte von der Innenseite des Sackes wurden mit Höllenstein und Hämatoxylin behandelt; bei manchen dieser Schnitte war die Oberfläche in schwarz geränderte, meist rhombische Felder getheilt, bisweilen waren auch die dieser Endothelzeichnung entsprechenden Kerne gefärbt«.

Fall 2. (Kindler, Fall 7.) »Die Darstellung einer Endothellage mit Höllensteinlösung gelang an der grossen Cyste nicht, wohl aber erwiesen sich die Spalträume im Bindegewebe, sowie die kleinen multiplen, cystischen Bildungen im Fettgewebe als mit einem continuirlichen Endothel ausgekleidet. — Mit der Haupthöhle standen vielfach kleine Recessus, theils breit in Verbindung, theils als gestielte Anhängsel sich darstellend. Zwischen diesen Recessus lagen die lymphatischen Spalten und Hohlräume, die sich dadurch von den Recessus unterscheiden, dass ihnen zwar der jenen meist eigne fibrinöse Belag mangelt, dass sie dagegen mit einer jenen fehlenden Endothellage aus-

---

[125]) Ueber die Bedeutung des Fettgewebes für den Aufbau lymphatischer Neubildungen. Zeitschr. f. Heilkunde. 1891.

[126]) Eine seltene Geschwulstform des Mesenteriums (Chylangioma cavernosum). Virchow's Arch. Bd. 64. 1875.

[127]) Cit. bei Kindler, l. c.

gekleidet waren. Spalträume, die nicht mit der Haupthöhle in Verbindung standen, aber auch kein Endothelauskleidung zeigten, liessen sich als Durchschnitte solcher Recessus erklären, deren Verbindung mit dem Hohlraume gerade nicht vom Schnitt getroffen wurde.«

3. Kindler.[128]) Fall 1. »An dem die Hohlräume begrenzenden Gewebe lassen sich mitunter etwas stärker in die Hohlräume vorspringende, dunklere, ovale Kerne wahrnehmen, die man wohl als Endothelkerne ansehen darf.«

4. Paster[129]) (Kindler, Fall 9). »Ferner fanden sich Cavernen, deren Lumen zunächst eine einschichtige glatte Zellenlage begrenzte, deren Kerne in regelmässigen Abständen sehr schön zu sehen waren. In anderen Präparaten fand sich dagegen im Lumen der Hohlräume oft eine Lage von platten, in ihren Contouren äusserst fein gehaltenen Zellen, die sich offenbar bei Herstellung des Schnittes losgelöst hatten. Allerdings war der deutliche Endothelbelag ein seltenes Vorkommniss; in der Regel fand sich eine gegen das Lumen der Cavernen scharf abgesetzte Bindegewebslage als Grenze derselben vor, welche ohne weitere Differenzirung in das übrige Bindegewebsstratum überging.

5. Wegner.[130]) (3. Fall von Maas). »Vielfach konnte man an der Innenfläche der Hohlräume ein zartes Endothel sehen.«

Resumé. »Hält mit diesen offenbar sehr langsam erfolgenden Veränderungen der Lymphgefässe die zu ihrer Verlängerung und Erweiterung nothwendige Proliferation der die Abgrenzung gegen das Bindegewebe bildenden Endothelien gleichen Schritt, sowohl nach Länge als Umfang, so werden die erweiterten Capillaren überall mit Endothel ausgekleidet sein. Ist die Proliferation eine langsamere und ungenügende, so wird das Endothel discontinuirlich werden, wie das Epithel der Lungen der Erwachsenen, die Zellen weichen auseinander, es bleiben Lücken zwischen ihnen, in denen das faserige Bindegewebe gewissermassen nackt erscheint; schliesslich sind sie nur in so grossen Entfernungen vorhanden, dass von einer wirklichen Auskleidung der Hohlräume mit Endothel keine Rede sein kann, ja, endlich verschwinden sie durch den zunehmenden Druck, der sich immer mehr an-

---

[128]) l. c.
[129]) Jahrbuch für Kinderheilkunde. 1882.
[130]) Ueber Lymphangiome. Arch. f. klin. Chirurgie. Bd. 20. 1876—77.

stauenden Lymphe ganz. — So ist es zu erklären, dass man bei der Makroglossie in den grössten Hohlräumen gelegentlich auch nicht eine Andeutung eines Endothels findet.‹

Dass diese Theorie für manche Fälle zutreffend sein mag, ist sehr wohl möglich, dass sie aber keineswegs für alle genügt, beweist unter anderem der oben citirte Fall von Nasse, in dem es gerade die kleinen Hohlräume waren, welche ›entschieden kein Endothel‹ besassen.

Fall 1. ›In den kleineren Räumen sieht man ein deutliches Endothel mit schmalen, in das Lumen vorspringenden Kernen; dasselbe wird in den grösseren oft discontinuirlich, um in den grössten vielfach fast ganz zu verschwinden.‹

Fall 2. ›Der Innenseite der die Räume begrenzenden Bindegewebsbalken liegt überall ein meist deutlich erkennbares, plattes Endothel in einfacher Schicht auf.‹

Fall 3. ›Die Grundmasse, in welcher diese Canäle gewissermassen ausgegraben sind, besteht aus dichtgedrängten, meist einkernigen Zellen, etwas grösser wie die grössten farblosen Blutkörperchen, von derber Beschaffenheit, glänzendem, feinkörnigem Protoplasma, sich gegenseitig etwas abplattend, so dass sie zwischen rundlicher und annähernd polygonaler Form in der Mitte stehen. Diejenigen von diesen Zellen, welche unmittelbar den Hohlräumen anliegen und gewissermassen ihre Wandung bilden, sind leicht abgeplattet und nähern sich damit der Beschaffenheit des Gefässendothels.‹

6. Nasse.[131])

Fall 1. ›Die mikroskopische Untersuchung ergiebt bei Behandlung mit Silbernitrat eine schöne, regelmässige Endothelzeichnung an der Innenfläche. — An manchen Stellen liegen in den Wandungen der grösseren Cysten kleine, bald rundliche, bald unregelmässig gestaltete, scharf begrenzte Hohlräume, welche leer sind. Manche besitzen entschieden kein Endothel, an manchen sieht man einzelne Kerne an der Innenfläche so angeordnet, dass man ein Endothel zu erkennen glaubt, an anderen, die in etwas lockererem, zellreicherem Bindegewebe liegen, lässt sich deutlich ein Endothel nachweisen.‹

Fall 2. ›Das Bindegewebe um die cystischen Hohlräume ist an den meisten Stellen kern- und zellreich. Die länglichen Zellen sind oft parallel der Oberfläche der Lymphräume gestellt

---

[131]) l. c.

und sind dann oft schwer von dem Endothel zu unterscheiden. Das Endothel ist an sehr vielen Stellen auffallend deutlich und die Kerne stehen dicht.« — »An vielen Stellen sieht man von den grösseren Hohlräumen feine Spalten in das umgebende Bindegewebe gehen, welche an ihrem Ursprung deutlich ein Endothel zeigen, während es weiter im Gewebe oft nicht möglich ist, Endothel und Bindegewebszellen von einander zu unterscheiden. Auch finden sich einzelne, feine, meist mit Lymphzellen erfüllte Spalträume, bei denen die Communcation mit den grösseren Lymphräumen nicht zu sehen ist. In ihnen ist bisweilen ein Endothel vorhanden, oder die Bindegewebszellen sind wenigstens ähnlich einem solchen angeordnet, bisweilen ist aber auch dies nicht der Fall und die Lymphzellen liegen frei zwischen den Bindegewebsfasern.«

7. Narath [132]). »Durch die fortwährenden nekrobiotischen Processe kommt es zum Verlust des ursprünglichen Endothels.«

8. C. Bayer [133]). »Die Wandbegrenzung dieser gröberen, interacinösen Fettgewebsspalten bilden in Reih und Glied parallel geordnet Fettzellen mit gegen das Lumen gewendeten, wandständigen Kernen, welche, am Durchschnitt schmal und lang contourirt, eine Art Endothel (sic) darstellen.«

Ueber die Endothelbekleidung der Blutcysten habe ich Aehnliches gesammelt, was mir der Raummangel noch hier anzuführen verbietet.

Diese Auszüge klingen weder sehr überzeugt noch sehr überzeugend. Ich glaube, sie genügen, um einige Vorsicht in Bezug auf den Endothelbefund zu rechtfertigen. Man kann sich kaum des Eindrucks erwehren, dass die Forscher, trotz einer bewunderungswürdigen Objectivität in der Beschreibung der vorliegenden

---

[132]) Ueber retroperitoneale Lymphcysten. 24. Chirurgen-Congress. 1895.

[133]) Ueber Bedeutung des Fettgewebes für den Aufbau lymphatischer Neubildungen. Zeitschr. für Heilkunde. 1891.

Bilder — eine Beschreibung, welche oft ihre eignen theoretischen Annahmen widerlegt — sich unbewusst beeinflussen liessen von dem Bestreben, das zu finden, was nach der Theorie gefunden werden musste, und dass man auf diese Weise zur Aufstellung einer Schablone gelangt ist, denen sich die Thatsachen nicht anbequemen. Dieser Eindruck wird bestärkt durch die beigegebenen Abbildungen, welche die Angaben über ein zweifelloses Endothel nicht immer bestätigen. Als ein Beispiel unter anderen verweise ich auf die Arbeit von Alfred Kruse.[134] Ein eklatanter Beweis, wie sehr die Ansichten über einen Endothelbelag auseinandergehen können, ist übrigens die bei Alfons Jaffe[135] zusammengestellte Literatur über die Gelenksynovialis. Forscher ersten Ranges haben sich theils für, theils wider die Existenz eines Endothels an dieser Stelle erklärt und die neuesten Untersuchungen von Jaffe lassen wenig Zweifel darüber, dass die Synovialis eine nackte Bindegewebsmembran ist, gegen die Stimmen von Autoren wie Cornil et Ranvier, Sappey, Frey, Henle, Tillmanns und andere.

Freilich, wenn man den Begriff Lymphraum auf jede Höhle mit lymphähnlichem Inhalt erstreckt, ohne dass die Umgrenzung als präexistirendes Lymphgefäss dargethan ist oder nicht, und ohne zwischen Lymphe zu unterscheiden, welches aus Lymphcanälen stammt und solche, welche erst in sie eintreten will,

---

[134] Ueber Chylangioma cavernosum. Virchow's Arch. Bd. 125. 1891.

[135] Ueber die Veränderungen der Synovialmembran bei Berührung mit Blut. Arch. f. klin. Chir. Bd. 54. 1897.

und wenn man jeden, aus der Proliferation von Bindegewebszellen hervorgegangenen, neugebildeten, von dem echten Lymphgefässendothel ebenfalls ganz unabhängigen Zellenbelag für Lymphendothel ansieht, wird man bei sehr vielen dieser Geschwülste die Bezeichnung Lymphangiom aufrecht erhalten können. Das thun ja alle Autoren, welche die heteroplastische Neubildung der Lymphgefässe aus dem Bindegewebe annehmen. Da die präformirten Lymphwege ebenfalls aus dem Bindegewebe hervorgehen und die meisten Untersucher die Herstellung einer directen Communication zwischen den präformirten und den neugebildeten Lymphwegen für erwiesen halten, könnte man es Wortklauberei nennen, auch der heteroplastischen Neubildung die Bezeichnung eines Lymphangioms abzusprechen. Man könnte auch nach dem Vorgang von L. Löwe[136]) alle Bindegewebsspalten des Körpers für seröse Höhlen ansehen. Das sind sie freilich, mit und ohne Endothel, aber sie stellen trotzdem einen Abschnitt des serösen Gefässsystems dar, welcher anatomisch und noch mehr physiologisch streng von den eigentlichen Lymphgefässen getrennt ist, sowohl wegen der Stromverlangsamung, welche in ihnen den höchsten Grad erreicht, als wegen der in ihnen herrschenden besonderen Verhältnissen für den Stoffaustausch mit der Umgebung. Es ist darum ganz berechtigt, die Bindegewebsspalten von den echten Lymphgefässen zu trennen und sprachlich unrichtig, die Bezeichnung

---

[136]) Beitr. zur Histologie des Bindegewebes. Cblt. f. die med. Wissenschaften. 1874.

Lymphangiom auf Geschwülste anzuwenden, welche nicht von eben diesen Lymphgefässen ausgehen. Diese Inconsequenz begeht z. B. Winiwarter,[137]) wenn er sagt: »Aus dem angeführten Befunde schliesse ich, dass das Lymphangiom nicht nur von den erweiterten Lymphgefässen, sondern auch aus lymphoidem Gewebe, also auch dort entstehen kann, wo normalerweise keine Lymphgefässe existiren.«

Es handelt sich eben hier nicht um das fertige Product, sondern um die Genese. Haben wir es mit einer Geschwulst zu thun, welche aus präformirten Lymphgefässen — und zwar aus endothelbekleideten Lymphgefässen im Gegensatz zu den Gewebsspalten — hervorgegangenen und deren Entstehung und Wachsthum — sei es durch Erweiterung, sei es durch Neubildung oder Beides — daher an die Gegenwart von solchen Lymphgefässen gebunden ist? Nur dann verdient die Geschwulst den Namen eines Lymphangioms.

Lässt sich nun dieses Kriterion auf das landläufige Lymphangiom anwenden? Für sehr viele Fälle, wahrscheinlich für die meisten angebornen und eine gewisse Anzahl später erworbener Fälle, glaube ich dies verneinen zu dürfen. Nicht nur bei den hier beschriebenen Cysten, sondern auch bei vielen der von den Autoren als Lymphangiome angeführten Geschwülsten glaube ich auf Grund der vorliegenden Berichte, **dass das Wesentliche des Processes sich im Bindegewebe abspielt und in einer Entzündung**

---

[137]) Die chirurgischen Krankheiten der Haut und des Zellgewebes. 1892.

und zwar einer parasitären Entzündung des Bindegewebes zu suchen ist.

Ich sage das Wesentliche des Processes und meine damit, dass die inficirenden Keime in den Bindegewebsspalten abgelagert wurden und dass die Entzündung von dieser Stelle ihren Ausgang nahm. Ich beeile mich aber hinzuzufügen, dass ich ein Uebergreifen der Entzündung von dieser Stelle auf die benachbarten Abschnitte des Circulationsapparates — also auf Blut- und Lymphcapillaren, eventuell auch auf Arterien und Venen — für sehr wahrscheinlich und sogar für viel häufiger halten möchte, als die reine Bindegewebsentzündung, welche sich auf die Gewebsspalten beschränkt. Denn erstens werden diese Gefässe zweifellos durch entzündliche Processe in ihrer Umgebung ebenfalls exsudativ und formativ gereizt und zweitens ist eine gleichzeitige, directe Infection durch die kreisenden Keime ein sehr naheliegendes Ereigniss. In den meisten Fällen würden wir also eine gemischte Geschwulst erwarten — dadurch dürfte sich mancher Fall von endothelhaltigen und endothellosen Cysten in demselben Complex erklären — aber diese gemischte Geschwulst fasse ich, ihrer Entstehung nach, für alle auf dem Blutweg erfolgten Infectionen als eine primäre Bindegewebsneubildung und die begleitende lymphangitische Neubildung als eine secundäre Erscheinung auf.

Primäre Lymphangiome werden wir nur bei Infection auf dem Lymphwege erwarten und alle Beobachtungen sprechen dafür, dass auch hier eine — in diesem Fall secundäre — Betheiligung der Bindegewebsspalten und auch der Blutwege die Regel ist. Nach

Trendelenburg [138]) ist die Makrochielie meist von Feuermälern begleitet.

Inwiefern Hämangiome als primäre Bildungen zu betrachten sind, ist schwer zu beurtheilen. Es scheint mir sehr wahrscheinlich, dass eine gleichzeitige Infection von Capillaren und Gewebsspalten nicht selten vorkommt. Dafür spricht die relative Häufigkeit von angebornen Hämangiomen aller Art und von cystischen Geschwülsten mit gemischtem Inhalt gegenüber der Seltenheit der rein serösen Geschwülste. Unter 10,000 Kranken der Langenbeck'schen [139]) Klinik und Poliklinik kamen z. B. 192 Hämangiome auf 0 Hygroma congenitum. Dieses Ueberwiegen der Hämangiome über die Lymphangiome versteht sich nach der Hypothese der Blutinfection von selbst. Trifft doch das infectiöse Agens zuerst die Blutcapillaren resp. die Blutgefässe, und erst auf dem Weg der Gewebsdrainage die Lymphgefässe. Es leuchtet ein, dass eine Infection in den meisten Fällen in Blutcapillaren und Gewebsspalten hängen bleiben und in das Lymphsystem überhaupt nicht gelangen wird.

Es ist aber auch wohl möglich, dass die Häufigkeit der Hämangiome nur eine scheinbare ist. Sowohl eine Lymphgefäss- als eine Bindegewebsentzündung, welche die Blutcapillaren secundär in Mitleidenschaft zieht, wird bald von diesem secundären Process maskirt. Theoretisch ist es durchaus wahrscheinlich, dass die Keime erst in den Bindegewebsspalten zur Ruhe

---

[138]) Verletzungen und chirurgische Krankheiten des Gesichts. 1886.
[139]) Bericht von Krönlein. Mai 75 — Juli 76. Arch f. klin. Chirurgie. Bd. 21.

kommen und dass die scheinbar primäre Teleangiektasie in Wirklichkeit das Product einer Bindegewebsentzündung ist. Wie oft mögen auch Blutcysten ihre Entstehung einer Hämorrhagie in der Wand einer serösen Cyste verdanken.

Aber auch für reine, primäre Hämangiome oder Lymphangiome glaube ich genau dieselbe Entstehungsweise annehmen zu dürfen wie für die Bindegewebscysten. Es wird sich nach meiner Auffassung in allen drei Fällen — bald auf dem Blut-, bald auf dem Lymphwege — um eine Ablagerung von pathogenen Keimen in einem circumscripten Gebiet der Circulationswege handeln. Diese Ablagerung wird beim Foetus, bei dem die Bedingungen für eine Ansiedlung, wie die Ueberlegung und die Erfahrung lehren, ungünstig sind, sich auf den Abschnitt des Kreislaufs mit der langsamsten Strömung beschränken. Dieser Abschnitt ist das Gebiet der Gewebsspalten. Ich folgere daraus die Wahrscheinlichkeit, dass die meisten congenitalen Hygrome (der Name ist indifferent) primäre Bindegewebsprocesse sind, mit oder ohne secundäre Betheiligung seitens der angrenzenden Gefässabschnitte. Im ersten Fall tritt ein Hämangiom oder ein Lymphangiom oder Beides zu dem ursprünglichen Bindegewebstumor hinzu. Im zweiten Fall findet man einen reinen Bindegewebstumor, wie die vier von mir untersuchten Geschwülste, die man als Cystofibrome den Gefässgeschwülsten gegenüberstellen könnte.

Auch extrauterin dürfte die Ablagerung und Ansiedlung von Blutkeimen in den Gewebsspalten die Norm, und eine gleichzeitige Infection von Gewebsspalten und Blutcapillaren wahrscheinlicher sein, als die Betheiligung der Lymphwege. Ein sehr schöner Fall davon scheint mir der Hildebrand'sche[140]) zu sein. Es handelte sich um ein 21-jähriges Mädchen, bei dem zuerst im 3. Jahre ein Angiom am Daumen auftrat, zu dem sich im Laufe der nächsten zehn Jahre andere am Unterarm, Oberarm, an der Schulter und auch an der gegenüberliegenden Halsseite hinzugesellten. Hildebrand neigt der Ansicht zu, dass ein »vitium primae formationis« vorliege, weist aber auch auf die Möglichkeit hin, dass es sich um die Verbreitung »eines Infectionsstoffes im Sinne maligner Neubildungen handeln könne«. Man müsse dann annehmen, dass die Infectionsmasse auf einmal in das ganze Gebiet geschleudert wurde und hier in den Capillaren hängen bliebe. — Hildebrand spricht seine Verwunderung darüber aus, dass sich diese Tumoren immer nur im Subcutangewebe finden, während die Muskeln frei bleiben. Das dürfte sich wohl erklären, wie schon hervorgehoben, aus der grösseren bactericiden Kraft der dicht gefügten, saftigen Muskelzellen gegenüber den soviel spärlicher stehenden, mit weniger Blutgefässen versehenen Bindegewebszellen. Bei einer Infection mit wenig zahlreichen, wenig virulenten Keimen, welche im Blute kreisen, wäre eine Ansiedlung wo anders als im Bindegewebe überhaupt kaum denkbar.

Aus allen diesen Gründen glaube ich annehmen zu müssen, dass reine Bindegewebsentzündungen resp. gemischte Processe, in

---

[140]) Ueber multiple cavernöse Angiome. Zeitschrift für Chirurgie. 1890.

denen die Bindegewebsentzündung das Primäre war, aber mehr oder weniger von dem secundären Process in Blut- oder Lymphwegen maskirt wird, viel häufiger sind als reine resp. primäre Gefässgeschwülste und dass ein grösserer Theil der als Lymphangiome cursirenden Geschwülste in die Categorie der entzündlichen Cystofibrome gehört.

VIII. Mikroskopische Belege für die Bindegewebsentzündung.

Die Auffassung, dass Hygrome Bindegewebsbildungen seien, ist nicht neu. Rokitansky,[141] Virchow,[142] Billroth[143] und Arnold[144] liessen die Geschwulst, die wir heute Lymphangiom nennen, aus dem Bindegewebe hervorgehen. Die Beschreibung von Arnold liesse sich wörtlich auf das subcutane Hygrom Schuchardt's und die für unsere Bindegewebscysten angenommene Entstehung anwenden: »Die Cystenhygrome verdanken ihre Entstehung einer cystoiden Entartung des Bindegewebes und sind nicht auf die Erkrankung irgend eines Organes zurückzuführen. Die Entstehung der Cystenräume wird eingeleitet durch den Untergang gruppenweise angeord-

---

[141] Lehrbuch der path. Anatomie. 1855.
[142] Ueber Makroglossie u. pathol. Neubildung quergestreifter Muskelfasern. Virchow's Arch. Bd. 7.
[143] Beiträge zur pathol. Histologie. 1858.
[144] Zwei Fälle von Hygroma colli congenitum. Virchow's Arch. Bd. 33.

neter zelliger Elemente (vielleicht Bestandtheile des Bindegewebes), darauf folgt erst die Erfüllung der Räume mit Flüssigkeit, sowie die Reihe der anderen Erscheinungen, als da sind Vergrösserung, Confluenz der Lücken und Atrophie der Scheidewände.« Und Weichselbaum[145]) fasst die Ansichten der Autoren bis 1875 dahin zusammen, »dass der Neubildung von Rundzellen ein Einfluss auf die Entstehung der Hohlräume zukommt«.

Aber auch alle späteren Autoren, mögen sie nun die Thatsachen als wichtig oder nebensächlich betrachten, heben die **Leucocyteninfiltration** und die **Wucherungsvorgänge im Bindegewebe** als Factoren hervor, die das pathologische Bild beherrschen. Ich lasse einige Auszüge folgen:

1. Arnstein[146]): »Muskelbündel auseinander gedrängt durch breite Bindegewebszüge, in denen man ein System von Hohlräumen unterscheiden konnte.« »Zwischen den Bindegewebsfibrillen in grosser Anzahl Rundzellen, welche nicht gleichmässig im Gewebe vertheilt sind, sondern sich stellenweise zu rundlichen Gebilden anhäufen, die lymphatischen Follikeln gleichen.«

2. Lücke[147]): »Die Cystenhygrome des Halses sind Geschwülste, welche aus einem Balkenwerk von Bindegewebe bestehen.«

3. Klebs[148]) spricht von »einer starken interstitiellen Neubildung«.

4. Czerny[149]) von einem Granulationsgewebe mit narbiger Schrumpfung und von netzförmigen Zügen von jungen Zellen im reich mit Zellen infiltrirten Bindegewebe«.

---

[145]) l. c.
[146]) Zur Casuistik der Makroglossie. Virchow's Arch. Bd. 54. 1871—72.
[147]) Die Lehre von den Geschwülsten. Pitha-Billroth.
[148]) Cblt. f. Chirurgie. 1875.
[149]) Arch. f. klin. Chirurgie. Bd. 12.

5. Billroth[150]) nimmt eine Erkrankung der Bindegewebszellen an, deren Keime sich theilen und stark vermehren.

6. Weichselbaum[151]): »Eine Anhäufung von Rundzellen, welche in einer reticulären Grundsubstanz eingebettet sind.« »Von da aus erstreckt sich die Wucherung der Rundzellen den feineren Bindegewebszügen entlang in's Fettgewebe hinein.« »An jenen Stellen, wo die Rundzellenwucherung eine grössere Ausdehnung erlangt, bilden die Zellen grössere, rundliche, den Lymphfollikeln ähnliche Gruppen.« »In der Geschwulst ist auch Fettgewebe vertreten; dasselbe wird nach allen Richtungen von Bindegewebe durchzogen, welches an mehreren Stellen eine besondere Mächtigkeit gewinnt. Auffällig ist der grosse Reichthum dieses Bindegewebes an braunem oder bräunlich-gelben Pigment.«

7. Langhans[152]): Lymphangioma des Beins. »Die Veränderung besteht in einer umfangreichen Verwandlung des Panniculus in ein lymphangiektatisches Bindegewebe.« »Das Bindegewebe zwischen den Fettläppchen wird breiter und breiter.« »Es handelt sich bei den Lymphangiomen nicht blos um Neubildung und Erweiterung von Lymphgefässen, sondern auch meist um Neubildung von Bindegewebe.«

8. Bryk[153]): Ulceröses Lymphangiom der Füsse. »Ein reichliches, kleinzelliges Bindegewebe mit runden, durch Kerntheilung sich vermehrenden Elementen.«

9. Paster[154]): »Vermehrung des Bindegewebes durch Neubildung.«

10. Zur Nieden[155]): »In der Papillarschicht der Cutis reichlichere Anhäufungen von Rundzellen.«

11. Ostertag[156]): Infiltration von Rundzellen längs der Capillaren und kleinsten Gefässe, die den Eindruck eines ent-

---

[150]) Arch. f. klin. Chirurgie, Bd. 15, u. Virchow's Arch., Bd. 64.
[151]) l. c.
[152]) Casuistische Beitr. z. Lehre von den Gefässgeschwülsten. Virchow's Arch. Bd. 75.
[153]) Arch. f. klin. Chirurgie. Bd. 24.
[154]) l. c.
[155]) Ueber einen Fall von Lymphangiektasie. Virchow's Arch. Bd. 90.
[156]) Inaug.-Diss. Würzburg, 1884. Lymphangioma cavernosum in einem Lipom.

zündlichen Vorgangs macht. Umwandlung des Keimgewebes in faseriges Bindegewebe.

12. **Middeldorpff**[157]: »Neubildung von bindegewebigen Elementen von Seiten der präexistirenden Lymphgefässe.« »Die Wandung der Cysten und Spalten besteht aus Bindegewebe, welches hier und da eine kleinzellige Infiltration . . . . zeigt.«

13. **A. Schmidt**[158]: Eine Neubildung von Lymphgefässen und Lymphräumen aus Bindegewebszellen.

14. **Rindfleisch**[159]: »Schrumpfung des umgebenden Bindegewebes.« Angiome und Lymphangiome sind histologisch den Fibromen gleichwerthig.

15. **Samter**[160]: »Man bemerkt Ansammlungen von Lymphkörperchen innerhalb des Bindegewebes in rundlichen, follikelähnlichen, sowie in strangförmigen Haufen.«

16. **Winiwarter**[161]: Einzelne Stellen des Bindegewebes waren mit neugebildeten Zellen infiltrirt. Neubildung von Rundzellen, welche das Aussehen von Lymphfollikeln bekommt. Winiwarter ist der Ansicht, dass diese Zellenhaufen vom Centrum her zerfallen und dadurch Hohlräume bilden, welche sich mit seröser Flüssigkeit füllen.

17. **Wegner**[162]: »In der bei Weitem grössten Mehrzahl der bekannt gewordenen Fälle fand man, dass, wie Virchow zuerst constatirte, die Geschwulstbildung bedingt sei, durch eine Zunahme des interstitiellen Gewebes mit Bildung zahlreicher Höhlen, Lücken und Spalten.«

Lymphangioma simplex.

1. Fall von Maas. »Ich fand überall an Stelle des normalen Muskelgewebes der Zunge dasselbe z. Th. vollkommen ersetzt durch Bindegewebe, das bald in mehr gestreckt verlaufenden Bündeln, bald in welligen, vielfach einander durchflechtenden

---

[157] Ueber Lymphangioma cavernosum. Archiv für klin. Chirurgie. Bd. 31.

[158] Beiträge zur Kenntniss der Lymphangiome. Arch. f. Dermat. und Syphilis. Bd. 22.

[159] Lehrbuch der pathol. Anatomie.

[160] l. c.

[161] Fall von angeborner Makroglossie combinirt mit Hygroma cysticum colli congenitum. Arch f. klin. Chirurgie. Bd. 19.

[162] Ueber Lymphangiome, Arch. f. klin. Chir. Bd. 20.

Zügen angeordnet war. Nur in den tieferen und tiefsten Schichten der Muskelsubstanz erschienen Muskelfasern entweder ganz vereinzelt oder in kleineren oder grösseren Bündeln, aber überall überwog das Bindegewebe, das auch in den tiefsten Lagen, in breiten, mächtigen Zügen die Muskelsubstanz durchsetzte, an Masse. Wo noch nennenswerthe Muskelmassen vorhanden waren, zeigte sich das interstitielle Gewebe zwischen den einzelnen Primitivbündeln verdickt, letztere selbst demgemäss auseinandergedrängt und in allen Stadien der progressiven Verkleinerung, in der Anordnung im Ganzen am ähnlichsten der Beschaffenheit der Muskulatur bei der Heilung einer mit einer Muskelwunde complicirten Fractur im Stadium der narbigen Schrumpfung.«

Trotzdem verwirft Wegner die Annahme einer entzündlichen Glossitis, weil das Bindegewebe zu zart, feinfaserig, lose, z. Th. wellig sei.

»Verdickung des ganzen Organs durch Entwicklung von massenhaftem, neugebildetem Bindegewebe, das seinerseits wieder äusserst zahlreiche Lymphcapillaren enthält.«

3. Fall von Maas. »Das Grundgewebe war gebildet aus lockerem, meist wellig verlaufendem Bindegewebe.«

4. Fall von Maas. »Interstitielles Bindegewebe beträchtlich vermehrt«, darin Spalten und Gänge »von unregelmässigen, bogigen Rändern begrenzt« oder »mit buchtförmigen seitlichen Ausbuchtungen versehen«. »In der eigentlichen Muskelsubstanz eine ähnliche Vermehrung des interstitiellen Bindegewebes wie sonst.« »An Stelle des mucösen und submucösen Bindegewebes eine feine, schwammige Masse, bestehend aus streifigem Bindegewebe mit dichtgedrängten, meist rundlichen Hohlräumen, die in ihrer Form durchaus nichts Characteristisches haben.« »Es ist ganz deutlich zu verfolgen, wie die Primitivbündel sich direct in parallelfaseriges, in Bündeln angeordnetes Bindegewebe verwandeln.« »Stellenweise diffuse Infiltration des ganzen Gewebes mit jungen Zellen. An anderen Stellen herdweise und sparsam vertheilte Gruppen von . . . . Rundzellen, ähnlich den gewöhnlichen Follikeln . . . . auch ausstrahlende Züge und Haufen von Zellen.«

Fall von Gies.[163] »Es handelte sich in seinem Fall von Makroglossie um eine reichliche Entwicklung von Bindegewebe in dem Stratum submucosum der Zunge, in geringerem Grad

---

[163] Beitrag zur Makroglossie. Arch. f. klin. Chir. Bd. 15.

innerhalb der Muskelsubstanz.« »Das Bindegewebe war z. Th. mit Rundzellen reichlich infiltrirt.«

Hedwig Vallentin. »Massenhaftes, an manchen Stellen ziemlich zellenreiches Bindegewebe.«

»Fälle von Weber und Wagner, wo, dem Berichte nach, nur verdicktes Bindegewebe gefunden wurde.« »Das cavernöse Lymphangiom besteht aus einem Balkenwerk von Bindegewebe . . . . mit Hohlräumen.«

1. Fall. »Diejenigen Muskelbündel, welche an oder in der Geschwulst liegen, zeigen meist eine erhebliche Verdickung des interstitiellen Gewebes.« »Die die Cavitäten selbst umschreibenden Linien stellen nicht einen ruhig fortlaufenden Contour dar, sondern erscheinen ausgesprochen wellenförmig.« »Sowohl Seitens der Blutgefässe als auch aus den Lymphräumen scheint es vielfach zu Extravasationen gekommen zu sein; an manchen Stellen findet man das Bindegewebe vollständig infarcirt mit Blut, jüngere und vorgerückte Stadien der Pigmentmetamorphose darbietend. Wieder andere Theile sind infiltrirt, die Bindegewebsbündel und Fasern auseinandergedrängt und zerrissen durch ergossene Lymphe, die innerhalb des Gewebes geronnen, sich als farblose, homogene, glasige Masse in demselben zeigt.«

2. Fall. »Bei mikroskopischer Untersuchung zeigte sich, dass die Hauptmasse der Geschwulst im Wesentlichen besteht aus sehr derbem, meist grobfaserigem Bindegewebe.« »Stellenweise ist das Bindegewebe des Gerüstes von Rundzellen durchsetzt, ja herdweise von denselben ganz infiltrirt. Vereinzelt finden sich auch alte, in Pigmentmetamorphose begriffene hämorrhagische Stellen.« Die Muskelsubstanz zeigt dieselben degenerativen Erscheinungen wie bei Typhus.

Amanda Budach. »Das Grundgewebe ist zum grossen Theil feste, fibröse Substanz.«

»Vielfach finden sich in der Geschwulst ausgedehntere Bezirke, die aus zellenreichem, derbfaserigem Bindegewebe, noch häufiger solche, die aus Fettgewebe bestehen.«

18. E. Müller[164]: 3. Fall. »An ihrer freien Fläche zeigten die Membranen (der Cysten) zahlreiche niedere, mit blossem Auge eben noch sichtbare, papillenartige Erhebungen.«

---

[164] Zur Casuistik der Lymphangiome. Mittheilungen aus der chir. Klin. zu Tübingen. 1883—84.

19. Middeldorpff[165]): »Die Wandungen der Cysten und Spalten bestehen aus Bindegewebe, welches hier und da eine kleinzellige Infiltration, jedoch nicht in unmittelbarer Nachbarschaft der überhaupt sparsam vertretenen Blutgefässe zeigt.«

20. Kindler[166]): 1. Fall. »Reichliches, feinfaseriges Bindegewebe, theils gerade, theils wellig, bald derb, bald maschenförmig.« »Hier und da, besonders deutlich in einem zwei grössere Hohlräume trennenden, bindegewebigen Septum, ziemlich reichliches Rundzelleninfiltrat.«

2. Fall. »Bald lockeres, bald derberes Bindegewebe, darin hier und da kleinzellige Infiltrationen.« »Das adenoide Gewebe des drüsenartigen Tumors.« »Lymphfollikelähnliche, rundliche Körper.«

21. Ranke.[167]) (6. Fall Kindler.) »Das zwischen den Fettträubchen der Wange befindliche Bindegewebe wurde je näher dem Tumor um so reichlicher, bis endlich die Fettzellen ganz verschwanden und nur ein breitfaseriges, zellenarmes und wenig gefässreiches Bindegewebe die letzte Begrenzung der Cyste bildete.«

22. Esmarch und Kulenkampff[168]): »Wesentlich ist einzig und allein die Entwicklung neuen Bindegewebes.« »Von zelligen Elementen findet man spindel- und sternförmige, nach Virchow's Ansicht vergrösserte und in Kernwucherung begriffene Bindegewebskörperchen. Den weissen Blutkörperchen ähnliche Zellen sind ausserdem in grosser Anzahl regellos durch die Gewebe zerstreut, in besonderer Menge oft im papillären Theil der Cutis, wo sie rundliche Anhäufungen darstellen, sowie auch im Rete mucosum.« »Bei der angebornen Elephantiasis handelt es sich auch um eine Volumszunahme in den Bindegewebsmassen der allgemeinen Bedeckungen und des Subcutangewebes.« »Elephantiastische Verdickungen, welche den mehr Geschwulst ähnlichen, auf einzelne Körperstellen begrenzten Sitz zeigen und unter dem Namen Elephantiasis congenita cystica beschrieben worden sind, reihen sich z. Th. den von Wernher zuerst näher untersuchten und als Hygroma cysticum congenitum ausgesonderten Tumoren an, welche am Halse, am Damm und in der Sacralgegend (Lotzbeck), am Nacken und in der Achsel-

---

[165]) Arch. f. klin. Chirurgie. Bd. 31.
[166]) l. c.
[167]) Arch. f. klin. Chirurgie. Bd. 22.
[168]) Die Elephantiastischen Formen. 1885.

höhle bis jetzt beobachtet worden sind, und — sofern sie nicht auf fötale Reste, z. B. der Kiemenbogen, zurückgeführt werden können — auf Processe, die sich im Bindegewebe abspielen, beruhen.«

»Von Winiwarter ist die Makroglossa congen. als ein chronischer Entzündungsprocess aufgefasst worden, welcher sich im Bindegewebe abspiele.«

23. Kaposi[169]): »Die hervorragendste Erscheinung (bei der Elephantiasis) ist eine Hypertrophie des Unterhautzellgewebes, welches in breite, parallel verlaufende, derbe Faserzüge oder aber in ein kern- und zellenreiches Gewebe umgewandelt ist.«

24. Nasse [170]): 1. Fall. »Die Wandungen der Cysten bestehen grösstentheils aus sehr derbem, sklerotischem Bindegewebe mit wenig Kernen.«

2. Fall. »Die Wandungen bestehen aus einem faserigen Bindegewebe, das reichliche .... Zellen enthält. Da, wo die Cystenwand mit dem Sternocleidomastoideus zusammenhing, sind die Muskelfasern desselben durch ziemlich zellreiches und gefässreiches Bindegewebe auseinandergedrängt.«

3. Fall. »Der grösste Theil der Geschwulst besteht aus einem zell- und gefässreichen Bindegewebe Das Bindegewebe ist besonders in der nächsten Umgebung der Gefässe reich an Zellen, und zwar sind diese nicht nur Lymphzellen, sondern sie haben meist den Character fester Bindegewebszellen. Ebenso ist das Bindegewebe um die cystischen Hohlräume an den meisten Stellen kern- und zellreich.«

4. Fall. »Die Wandungen der Cysten bestehen aus faserigem Bindegewebe, das bei den grösseren Cysten zellarm ist und einige elastische Fasern enthält, bei den kleinsten bedeutend reicher an Zellen ist. Eine Infiltration des Binde- und Fettgewebes mit Lymphzellen ist im Allgemeinen nicht vorhanden. Wohl aber finden sich hier und da circumscripte Anhäufungen von Lymphzellen, die Lymphfollikeln ähnlich sind.«

5. Fall. »Das Bindegewebe ist zellreich und etwas vermehrt, bildet aber nirgends compactere, derbe Massen, sondern mehr ein bald feines, bald grobes Netzwerk zwischen den Hohlräumen. Es scheint mit den Lymphgefässen zwischen die Muskel-

---

[169]) Cit. bei Esmarch u. Kulenkampff: Die elephantiastischen Formen. 1885.

[170]) Ueber Lymphangiome. Arch. f. klin. Chir. Bd. 38. 1889.

fasern zu dringen, sie auseinanderzudrängen und an ihrer Stelle zu treten. Ueberall finden sich Lymphzellen in mässiger Anzahl im Gewebe. Ausserdem aber sind an manchen Orten grössere Anhäufungen derselben, welche Lymphfollikeln ganz ähnlich sind. Stellenweise und zwar besonders in der Submucosa, findet man auch diffuse Infiltration des Gewebes mit Lymphkörperchen.« »Bedeutende Hyperplasie des Bindegewebes.«

6. Fall. »In der Wand ein fibröses, mässig zellreiches Bindegewebe.«

7. Fall. »Der Zellreichthum des Bindegewebes ist verschieden, nur an wenigen Stellen ist er beträchtlich.«

8. Fall. »An den meisten Stellen der Bau eines Lipoms, von zahlreichen erweiterten, buchtigen Lymphräumen durchsetzt. Nur an wenigen Stellen verschwindet das Fettgewebe grösstentheils und die Lymphspalten sind von einem zellreichen Bindegewebe umgeben. Dass in einigen Partien lebhaftes Wachsthum bestanden hat, beweisen zahlreiche Kerntheilungsfiguren, welche sich im Endothel der Gefässwandungen und im Bindegewebe nachweisen liessen.«

9. Fall. »Die Wandungen besitzen ein sehr schönes, regelmässiges Endothel und bestehen im Uebrigen aus einem unregelmässigen, faserigen Bindegewebe, das nur fleckweise eine leichte, zellige Infiltration aufweist.«

11. Fall. »Ausser einem schönen Endothel besteht die Wand aus faserigem Bindegewebe.«

12. Fall. »Lockeres, meist nur wenig zellenreiches Bindegewebe. Bei den grösseren Hohlräumen verdichtet sich das Bindegewebe zu dünnen Wandungen. Zwischen den Muskelbündeln um die Lymphspalten herum ist bisweilen mehr lockeres Bindegewebe als gewöhnlich vorhanden. Es sind nirgends Wucherungserscheinungen an den Lymphgefässen zu bemerken. Auch das Bindegewebe weist wenig Stellen auf, an denen eine erheblichere Hyperplasie stattfände.«

13. Fall. »In der Tiefe liegen die Spalten meist in den Bindegewebsbalken des Fettgewebes. Dieselben sind etwas verdickt, zellreicher als gewöhnlich und bestehen bald aus einem welligen, mannigfaltigen Geflecht von Bindegewebsfasern und zahlreichen Zellen mit langen, stäbchenförmigen Kernen, die sehr an glatte Musculatur erinnern, bald aus einem unregelmässigen, zellreichen Bindegewebe. In mässiger Zahl sind bald einzeln, bald in Gruppen Lymphzellen in das Gewebe eingestreut.« »In

der Cutis ist das Bindegewebe streckenweise nicht zellreicher als gewöhnlich, sondern oft derber und sklerotisch. Nur um die Lymphspalten und Blutgefässe herum ist stets eine Vermehrung der Zellen vorhanden.«

14. Fall. »Bei einigen Spalten ist eine aus faserigem, verflochtenem Bindegewebe mit langen, spindelförmigen Kernen bestehende Wandung, gegen das Zwischengewebe abzugrenzen. Letzteres ist ein theils derbfaseriges, theils zellreiches, jugendliches Bindegewebe, das fast überall zahllose Lymphkörperchen enthält, die häufig sogar in Haufen dicht beisammen liegen. Zwischen dieses Bindegewebe sind zahlreiche Fettträubchen eingelagert, so dass die Hohlräume innerhalb der Bindegewebssepten eines Lipoms zu liegen scheinen. Auch das Fettgewebe ist überall reichlich mit Lymphzellen infiltrirt.« »Das Bindegewebe der Cutis ist sehr derb und sehr arm an Zellen.«

15. Fall. »Oft sind die Spalten von einem zellreichen Bindegewebe umgeben, dessen längliche oder spindelförmige Zellen mit ihren länglich ovalen Kernen ungefähr parallel der Innenfläche der Hohlräume gelagert sind.«

17. Fall. »System von Hohlräumen, deren Wandungen bei den grösseren, ausser Endothel, aus einem mässig zellreichen, faserigen Bindegewebe bestehen. Die Zwischensubstanz ist Fettgewebe und ein bald derbes, faseriges, bald jugendliches, zellreiches Bindegewebe, das dort am zellreichsten ist, wo auch die kleinsten Spalten in grösserer Zahl liegen. Stellenweise sind Anhäufungen von Lymphzellen vorhanden.«

18. Fall. »Auffallend war, dass die Erkrankung fast nur das Bindegewebe betraf.«

25. Frobenius [171]): 1. Fall. »Auf den Schnitten durch die Wand findet man nur einfaches Bindegewebe mit eingestreuten Kernen.«

26. Winiwarter [172]) »Zwischen den ektatischen Lymphgefässen fanden sich Herde von lymphoidem Gewebe, offenbar neugebildet, und innerhalb desselben zeigten sich hier und da Hohlräume und alle Uebergänge von diesen zu kleinen Cysten mit zellig infiltrirten Wandungen. Aus dem Befund schliesse ich,

---

[171]) Ueber einige angeborne Cystengeschwülste des Halses. Inaug.-Diss. München, 1889.

[172]) Die chirurgischen Krankheiten der Haut und des Zellgewebes. 1892.

dass das Lymphangiom nicht nur aus den erweiterten Lymphgefässen, sondern auch aus lymphoidem Gewebe, also auch dort entstehen kann, wo normalerweise keine Lymphgefässe existiren.«
27. C. Bayer[173]: »Hohlräume mit gewöhnlicher, bindegewebiger Umrahmung.« »Das Bindegewebe selbst mehr oder weniger kernreich, stellenweise mehr fibrös, stellenweise mehr zellig. Daneben Hohlräume, deren Wand aus schönen, saftigen, jungen, durchweg kernhaltigen Zellen bestand, Hohlräume, deren Wand beides nebeneinander zeigte.« »In mehr fibrös scheinendem Bindegewebe Anhäufungen von protoplasma- und kernreichen Zellen, entweder diffus oder circumscript. Wo das Letztere der Fall war, ragte der intramurale Zellenhaufen buckel-, pilz- oder kegelförmig in das Lumen des Hohlraumes hinein.« »Auch an dieser Grenze sah man das Bindegewebe zwischen den spärlicher werdenden Lücken dichter, zellenärmer und schwieliger; die Lücken machten den Eindruck von Zerklüftungen des sklerosirten Gewebes. Die spärlichen, von dem derbfaserigen, zellarmen, wie sehnigen Gewebe förmlich eingemauerten Fettläppchen, waren noch mit Mühe — gleich leeren Honigwaben — an dem verdickten Bindegewebsgerüst zu erkennen.«

Man darf wohl sagen, dass in diesen Beschreibungen, welche sich in auffallender Weise mit allen Details der von mir beschriebenen Befunden decken, zum Bild der Entzündung nichts fehlt. Wir finden eine Gewebsnekrose, eine seröse und blutige Exsudation, eine Leucocyten-Infiltration und -Vermehrung, eine Wucherung der fixen Bindegewebszellen und die Bildung von Narbengewebe. Wie wollen wir die Gesammtheit dieser Erscheinungen anders erklären als durch eine Entzündung?

---

[173]) Ueber die Bedeutung des Fettgewebes für den Aufbau lymphatischer Neubildungen. Zeitschr. für Heilkunde. 1891.

IX. Hinweise auf einen infectiösen Ursprung der Bindegewebsneubildungen in der Literatur.

Wir dürfen in dieser Richtung nur eine äusserst magere Ausbeute erwarten, da meist Monate und oft Jahre vergehen, ehe eine stattgefundene Infection zu einem äusserlich erkennbaren Resultat führt. Bis dahin ist selbst eine auffällige Infectionskrankheit entweder vergessen oder wird wenigstens weder vom Arzt noch vom Patienten mit der soviel später entstandenen Geschwulst in Verbindung gebracht. »Leider haben die meisten Autoren an einen solchen Zusammenhang nicht gedacht«, sagt Möbius.[174] »Es ist ja Sitte, die Anamnese gegenüber dem Status zu vernachlässigen.« Besser ist es mir bei den Anamnesen meiner Fälle auch nicht gegangen. Meistens jedoch dürfte überhaupt keine auffällige Infection vorausgegangen sein. Wer achtet weiter auf eine Mandelentzündung, ein Zahngeschwür oder eine chronische Endometritis? Und doch sind über 62 % aller Halsabscesse nach Poulson[175] auf die zwei ersten dieser Ursachen allein zurückzuführen.

Das Wenige, was ich sammeln konnte, stelle ich hier zusammen:

1. Wegner[176]: 3. Fall. Lymphangiom der Stirn an Stelle einer vor 8 Jahren aufgetretenen kleinen, wenig schmerzhaften »Blatter«.

4. Fall. Lymphangiom der Regio infraspinata nach einem Fall rücklings von der Treppe auf den Rücken.

---

[174] Der umschriebene Gesichtsschwund, in Nothnagel: Spec. Pathologie und Therapie. Bd. XI. 2. Th. 2. Abth. 1895.
[175] Ueber Abscesse am Hals. Zeitschr. f. Chirurgie. Bd. 37.
[176] l. c.

Amanda Burdach, 16-jährig, mit vergrösserter, langsam wachsender Oberlippe geboren, litt seit mehreren Jahren an Fieberanfällen, mit ziemlich schweren Allgemeinerscheinungen und acuten Anschwellungen der Lippe und der inzwischen auch verdickten Wange. Dabei trat auch Oedem des unteren Augenlides auf.

2. Bondi [177]: Cyste des Omentums bei einem 40-jährigen Mann, der 2 Jahre früher an Gelenkrheumatismus gelitten hatte.

2a. O. Marquez [178]: ›Ein Fall von varicöser Dilatation des capillaren Lymphgefässnetzes der Haut des rechten Oberschenkels mit consecutiver Bildung eines elephantiasisähnlichen Tumors und Lymphorrhoe.‹ Die Krankheit entstand vier Jahre nach überstandenem Typhus und exacerbirte fünf Jahre später nach einem vierwöchentlichen gastrischen Fieber.

3. Kindler [179]: 3. Fall. Der 5-jährige Knabe bekam vor 4 Jahren beim Zahnen eine Drüsengeschwulst, die eine geringe Verdickung am linken Unterkiefer zurückliess. Diese Verdickung blieb sich lange Zeit ziemlich gleich, bis sie vor einem Jahr innerhalb drei Wochen zur doppelten Grösse wuchs.

10. Fall. Das 17-jährige Mädchen hatte schon als Kind dicht unter dem linken Jochbogen eine etwas schmerzhafte Drüse bemerkt. Erst seit einem Jahr hatte sich eine grössere, die Masse der linken Wange durchsetzende Geschwulst gezeigt. Es liess sich die Lymphdrüse von der grossen Geschwulst deutlich abgrenzen.

11. Fall. Die 21-jährige Dame bemerkte vor 2 Jahren die Anfänge einer Geschwulst in der linken Wange. Gleichzeitig litt sie vielfach an Zahnschmerzen und musste sich mehrere Zähne ausziehen lassen.

4. Esmarch und Kulenkampff [180]: (Familie Pfeffer.) 22-jähriger Mann, bei dem sich nach vorausgegangenen Ekzemen im 8. Lebensjahr Neurome und später Sarkom entwickelten.

5. J. C. Fox [181]: Drei Fälle von Lymphangiektasie der Hände und Füsse bei Kindern, welche häufig an Frost der Hände und Füsse litten.

---

[177] Un caso di cistoma multiplo dei linfatici dell'omento. Ann. chir. d. osp. incurab. 1878.

[178] Contribution à l'Histoire de la Lymphorrhagie et des Lymphatocèles. Gaz. Hebdom. 1879. Ref. Cblt. f. Chir. 1880.

[179] l. c.

[180] l. c.

[181] Illustrated Medical News. 1889.

6. C. Bayer [182]): Fall K. Josef. Cavernöses Lymphangiom. 2¹/₂-jähriges Kind trägt seit ca. einem Jahr eine geschwulstartige Anschwellung der rechten Glutaeal- und hinteren Oberschenkelgegend. Die Localisation deutet auf eine Infection durch Wundsein hin.

Fall N. Thomas. 6-jähriges Kind trägt seit einem Jahr im Anschluss an eine nicht näher eruirbare, angeblich entzündliche, mit Eiterung einhergehende Affection der linken Regio submaxillaris, eine allmählich zunehmende, gegenwärtig mannsfaustgrosse Geschwulst.

7. L. v. Lesser. [183]) Der 75-jährige Mann hatte vor acht Jahren »am rechten äusseren Knöchel einen Abscess, der mit unreinen Instrumenten eröffnet wurde. Denn bald nach der Incision stellten sich Schüttelfröste, Besinnungslosigkeit, Delirien und gleichzeitig eine phlegmonöse Entzündung am rechten Bein ein. Nach überstandener Krankheit ging Herr B. noch längere Zeit an Krücken.«

Trotz dieser doch einigermassen deutlichen Entzündungserscheinungen verwirft v. Lesser die Möglichkeit, dass der sich darauf bei seinem Patienten entwickelnde elephantiastische Process beider Unter- und Oberextremitäten, von einer Entzündung herrühren könnte. Er beschliesst seine Besprechung des Falles mit den Worten: »Wir glauben indess, dass namentlich die entzündlichen Processe eher als Folgen des vermehrten Lymphreichthums eines lymphangiektatischen Gewebes auftreten, als dass sie die Veranlassung für jene Gewebsänderung selbst abgeben sollten.« Dafür nimmt er seine Zuflucht zu den Nebelbegriffen der »foetalen Anlage« und der »pathologischen Neoplasie.«

8. F. Fox [184]): »27-jähriger Mann mit angeborenen und erworbenen Angiomen und Naevi. Im 2. Lebensjahr erschien unter Fieber eine Anzahl kleiner, warzenähnlicher Gebilde in der Umgebung des Afters, an den Nates und am linken Bein, welche eine beträchtliche Grösse annahmen.«

9. R. Jaksch [185]): »Eine 24-jährige Näherin überstand vor vier Jahren einen Typhus abd. Vor 2 Jahren bekam sie in Folge

---

[182]) Ueber die Bedeutung des Fettgewebes für den Aufbau lymphatischer Neubildungen. Zeitschr. f. Heilkunde. 1891.

[183]) Ueber Lymphangioma diffusum multiplex. Zeitschr. f. Chirurgie. 1892.

[184]) Lymphangiektasien. British Medical Journal. 1878.

[185]) Ein Beitrag zur Entwicklung der cystischen Geschwülste am Hals. Zeitschr. f. Heilkunde. 1885.

einer langjährigen Caries der Zähne, von der fast sämmtliche, besonders aber die Schneidezähne befallen sind, eine Periostitis am linken horizontalen Unterkieferast, die in Eiterung ausging und darauf rasch abheilte. Acht Tage darauf entdeckte die Kranke einen haselnussgrossen, mässig derben Tumor oberhalb der linken Clavicula, der sehr langsam sich vergrösserte.«

10. Harda [186]): »Verfasser lenkt die Aufmerksamkeit auf die entzündlichen und durch narbige Schrumpfung entstandene Netzgeschwülste, welche sich unter dem Einfluss von manchmal sehr unbedeutenden Reizungen des Bauchfells ohne gröbere Structurveränderungen des Darmes bilden.«

11. Quinson [187]): Mesenterialcyste, von der »Verfasser glaubt, dass es sich um einen vom Peritoneum gebildeten Hohlraum handelte, der durch acute Entzündungsanfälle allmählich sich zu einer Cyste umgewandelt hat.«

12. Lauenstein [188]): Mesenterialcyste bei einem 31-jährigen Schiffsmaschinist, dessen Mutter mit 53 Jahren an Unterleibsentzündung gestorben und in dessen eigner Anamnese eine Fistel am Fuss, Masern mit Augenentzündung, eine 6 Wochen lang offene Wunde am Oberschenkel, wiederholte Infectionen und Recidive von Gonorrhoe und wochenlange, schwere Durchfälle mit starken Blutungen verzeichnet sind. Ein embarras de richesse in ätiologischer Beziehung.

13. Ledderhose [189]): »L. hat in vier Fällen von durch directe Gewalt entstandener Fractur des Unterschenkels, bei welchen noch 4 bis 8 Monate nach der Verletzung ein derbes, lymphatisches Oedem vorhanden war, innerhalb des oedematösen Subcutangewebes kleine Cysten beobachtet . . . . welche sich bei der mikroskopischen Untersuchung als Lymphangiome erwiesen. Ledderhose betont die Beziehungen derselben zu der sog. Periostitis albuminosa.

---

[186]) Omental Tumours. Annals of Surgery. 1891. Ref. Cblt. f. Chirurgie. 1892.

[187]) Cyste du Mesentère. Journal de Méd. de Bordeaux. 1892. Ref. Cblt. f. Chirurgie. 1893.

[188]) l. c.

[189]) Ueber Cysten-Bildung bei lymphatischem Oedem. Deutsche Naturforscher-Versammlung. Chirurgische Section. 1893.

14. R. Frank[190]): Die 54-jährige Frau hat im 40. Jahr Typhus, im 50. Jahr Gelenkrheumatismus gehabt und im Anschluss daran trat eine weiche, wallnussgrosse Geschwulst in der rechten Oberschlüsselbeingrube auf.

15. Samter[191]): 3. Fall. Lymphangiom der Zunge. 40-jähr. Mann. Nach je einer leichten ›Erkältung‹ schwoll die Zunge von Zeit zu Zeit sehr heftig an.

16. A. Malherbe et H. Malherbe[192]): Nachweisbare Entstehung einer Lymphangiektasie aus einem Trauma mit wahrscheinlich secundärer Infection. Streptococcus, Micrococcus tetragenus und ein Bacillus wurden gefunden.

17. Unna[193]): Erwähnt die Entstehung von subcutanen Lymphangiomen in directem Anschluss an Traumen.

18. L. Heusner[194]): Führt die Entstehung von Lymphcysten auf traumatische Lympherguss in die Gewebsspalten nach Zerreissung von ganz normalen Lymphgefässen, analog dem Bluterguss bei Hämatomen, zurück. Die Erklärung scheint ihn aber nicht ganz zu befriedigen, denn er wirft die Fragen auf, warum solche Cysten nicht häufiger entstehen und warum die Lymphe so schwer resorbirbar sei, während doch von den zahllosen Gewebsspalten aus subcutan injicirte Kochsalzlösungen so rasch zur Resorption gelangen. Die Antwort dürfte wohl lauten, dass solche Cysten nicht häufiger bei Traumen entstehen, weil nicht das Trauma, sondern die begleitende Infection, die glücklicherweise meistens ausbleibt, für sie verantwortlich ist, und dass ihr Inhalt schwer resorbirbar, weil er von einer entzündlich verdickten Hülle resp. von Narbengewebe umschlossen ist.

19. Bartels[195]): Zwei Fälle von Elephantiasis, ohne jede Entzündung. Bei dem ersten aber bestand Mitralinsufflenz als

---

[190]) Beitrag zur Kenntniss der Lymphcysten. Internationale klin. Rundschau. 1893.

[191]) Ueber Lymphangiome der Mundhöhle. Arch. f. klin. Chir. Bd. 41b. 1891.

[192]) Note sur un cas curieux de Lymphiangiektasie cutanée. Ann. de Derm. et de Syph. 1896.

[193]) Die Histopathologie der Hautkrankheiten. 1894.

[194]) Ueber traumatische Lymphcysten. Deutsche medicin. Wochenschr. 1889.

[195]) Inaug.-Diss. Göttingen, 1885.

Zeichen einer abgelaufenen Infection, bei dem zweiten war eine grosse Brandwunde am Fuss vorausgegangen.

20. Nonne [196]): Führt eine Anzahl Fälle von Elephantiasis congenita mit Herzfehler an.

21. Esmarch und Kulenkampff [197]): Die allein von diesen Autoren gesammelten Beobachtungen von Elephantiasis und verwandten Formen sind eine lange Kette von Beweisen für den infectiösen Ursprung derselben, ohne dass die Verfasser jedoch sich zu einer deutlichen Stellungnahme veranlasst sehen.

22. Jadassohn [198]): »Dass die Warzen infectiöse Gebilde mit einer sehr langen Incubationszeit sind, hat Referent durch eine grosse Anzahl Uebertragungsversuche jetzt mit Sicherheit erwiesen.«

23. Heinricius [199]): Als Aetiologie der von ihm beobachteten und aus der Literatur zusammengestellten Pankreascysten gibt er Gastritis, Gastroenteritis, Trauma, Typhus, Influenza und Malaria an.

24. Eigene Beobachtung: 22-jähriges Mädchen wurde von Mücken an der Wange an drei Stellen gestochen. An den Stichstellen entwickelte sich die übliche seröse Phlegmonie, an einer derselben ausserdem eine wasserhelle, zwanzigpfenniggrosse Blase, welche nebst der Schwellung in acht Tagen verging. Im Laufe der nächsten Wochen erschienen an den Stichstellen je eine stecknadelkopfgrosse Teleangiektasie, welche sich gegen die Umgebung scharf abhob und seit nun einer Reihe von Jahren unverändert geblieben ist.

25. Löwenthal [200]): In dessen Zusammenstellung sind reichliche Daten über das Trauma als Ursache von Bindegewebsneubildungen enthalten, aber ohne besondere Berücksichtigung einer begleitenden Infection.

Ueber die Beziehungen zwischen Infectionskrankheiten der

---

[196]) Vier Fälle von Elephantiasis congenita hereditaria. Virchow's Arch. Bd. 125.

[197]) l. c.

[198]) Cblt. für Chirurgie, 1896. Beim Ref. über Schaal: Zur Aetiologie der Hautwarzen.

[199]) Ueber Cysten und Pseudocysten des Pankreas. Arch. f. klin. Chirurgie. Bd. 54. 1897.

[200]) Ueber die traumatische Entstehung der Geschwülste. Arch. f. klin. Chirurgie. 1895.

Mutter und Bindegewebsneubildungen des Kindes habe ich, wie zu erwarten stand, fast nichts gefunden.

26. Passauer [201]: Theilt einen Fall von Elephantiasis am Gesicht und Hals des Kindes mit, nachdem die Mutter in der Schwangerschaft durch einen Wagen gegen eine Mauer gedrückt und nachher lange krank gewesen war.

27. Ballantyne [202]: Berichtet über den schon oben (No. 57) erwähnten Moncorvo'schen Fall. Mutter, Verletzungen des Abdomens und anschliessende Lymphangitis in der Schwangerschaft. Kind, angeborne Elephantiasis der rechten unteren Extremität und Nachweis von Streptococcen im Serum des erkrankten, extrauterin nie entzündet gewesenen Gebiets.

Vielleicht gehören auch hierher die von Esmarch und Kulenkampff [203] zusammengestellten Fälle, in denen Geschwister von elephantiastischen Affectionen befallen wurden. Aber beweisend sind diese Fälle natürlich keinesweges, umsoweniger als nicht nur Geschwister, sondern auch directe männliche Ascendenten betroffen waren. Viel auffallender ist der Stammbaum von Nonne, [204] in dem in vier Generationen neben einer Anzahl gesunder Familienmitglieder neun Fälle von angeborner Elephantiasis vorkamen und ausschliesslich in der weiblichen Linie übertragen wurden, wie aus folgendem, vereinfachtem Stammbaum ersichtlich:

Urgrossmutter	Grosstante		
	Grossmutter	Onkel	
		Mutter	Tochter
			Tochter
			Sohn
			Sohn

---

[201] Cit. bei Esmarch und Kulenkampff.
[202] l. c.
[203] l. c.
[204] l. c.

Das ist Alles noch sehr wenig befriedigend. Erst wenn die Ueberzeugung vom infectiösen Ursprung der Bindegewebsneubildungen tiefere Wurzel gefasst hat, wird man sich nach klinischen Beweisen dafür umsehen und sie wahrscheinlich in einer Fülle entdecken, die man jetzt kaum voraussetzen dürfte.

X. Bindegewebsentzündung versus die übrigen Theorien.

Trotz aller offenkundigen, von so vielen Autoren beschriebenen Zeichen einer Entzündung, hat sich der Glaube daran bis jetzt nicht Bahn gebrochen. Nirgends, selbst wo der Zusammenhang ein noch so inniger zu sein schien, wie z. B. in dem Fall von Jaksch oder von L. v. Lesser, habe ich die präcise Schlussfolgerung gezogen gefunden, dass Bindegewebsneubildungen und insbesondere Hygrome, das Product eines parasitärentzündlichen Processes seien.

Dafür behaupten drei andere Theorien das Feld, nämlich

    Stauung,
    Fötale Anlage,
    Pathologische Neubildung.

Ich führe einige ihrer Vertreter an:
Wegner [205]: Stauung und Neubildung.
Paster [206]: Neubildung und Stauung.

---

[205] Ueber Lymphangiome. Arch. f. klin. Chir. Bd. 20. 1876—77.
[206] Jahrbuch für Kinderheilkunde. Bd. 18.

Bryk [207]): Stauung und Neubildung.
Zur Nieden [208]): Stauung und Neubildung.
Middeldorpff [209]): Stauung und Neubildung.
Rindfleisch [210])): Stauung durch Entzündung der Umgebung.
Orth [211]): Stauung und Neubildung.
Osterstag [212]): Stauung durch Entzündung der Umgebung.
Nasse [213]): Fötale Anlage und Stauung.
Samter [214]): Fötale Anlage und Stauung.
Jaksch [215]): Neubildung.
Frank [216]): Stauung.
Noyes und Török [217]): Neubildung.
C. Bayer [218]): Fötale Anlage und Neubildung.
Unna [219]): Stauung der Venen und Neubildung.

Die Stauungstheorie, wenn sie auch noch manchmal ihr Haupt an unerwarteten Orten erhebt, darf

---

[207]) Arch. f. klin. Chirurgie. Bd. 24.
[208]) Virchow's Arch. Bd. 90.
[209]) Arch. f. klin. Chirurgie. Bd. 31.
[210]) Lehrbuch der patholog. Histologie.
[211]) Lehrbuch der spec. path. Anat. 1887.
[212]) Inaug.-Diss. Würzburg, 1884.
[213]) Ueber Lymphangiome. Arch. f. klin. Chir. Bd. 38b. 1889.
[214]) Ueber Lymphangiome der Mundhöhle. Arch f. klin. Chir. Bd. 41b. 1891.
[215]) Jaksch: Ein Beitrag zur Entwicklung der cystischen Geschwülste am Hals. Zeitschr. f. Heilkunde. 1885.
[216]) Beitr. zur Kenntniss der Lymphcysten. Internat. Rundschau. 1893.
[217]) Lymphangioma circumscriptum. Monatsheft f. pract. Derm. Bd. 11.
[218]) Ueber die Bedeutung des Fettgewebes etc. Zeitschr. für Heilkunde. 1891.
[219]) Die Histopathologie der Hautkrankheiten. 1894.

wohl für gerichtet gelten. Bald nach Erscheinen der Wegner'schen Arbeit wurde ihre Unhaltbarkeit von Langhans[220]) mit triftigen Gründen gezeigt. Cohnheim[221]) weist nach, dass selbst die Unterbindung des Ductus thoracicus kein Oedem zu Stande brachte, so lange die Blutcirculation normal functionirte. Bayer[222]) schreibt: »Es ist jedem Chirurgen hinlänglich bekannt, dass nach einer noch so ausgedehnten Lymphdrüsenextirpation irgend einer Körpergegend, keinerlei makroskopisch wahrnehmbare Störungen der Lymphcirculation vorkommen, oder wenn solche durch eine kurze Zeit bestanden, rasch wieder sich ausgleichen.« A. Haehl[223]) berichtet über 104 Fälle von Lymphdrüsenextirpation auf der Strassburger Klinik, ohne eine einzige Complication durch Oedem oder Elephantiasis. Und L. v. Lesser[224]) erklärt auf Grund eingehender experimenteller Beobachtungen »gegen die Ansicht, dass Hindernisse im Lymphstrome zur Bildung von Lymphvaricen, Lymphangiomen oder zum Entstehen elephantiastischer Erkrankungen führen können, erscheint es überflüssig, von Neuem Stellung zu nehmen.« »Genaue Beobachtungen, mikroskopische Untersuchungen und experimentelle Thatsachen haben sowohl bei Varicen als Lymphangiomen die Unhaltbarkeit und Widersinnigkeit der Stauungstheorie dar-

---

[220]) Virchow's Arch. Bd. 75.
[221]) Vorlesungen über allg. Pathologie. Bd. 1.
[222]) Ueber Regeneration und Neubildung von Lymphdrüsen. Zeitschr. f. Heilkunde. 1885.
[223]) Ueber Erfolge von Extirpation hyperplastischer und tuberculöser Lymphomata colli. Zeitschr. f. Chirurgie. 1893.
[224]) Ueber Lymphangioma diffusum multiplex. Zeitschr. f. Chir. Bd. 34. 1892.

gethan.« Bayer[225]) spricht sich ebenfalls gegen sie aus mit der späteren Beschränkung,[226]) dass die Entfernung von dem die extirpirten Drüsen umgebenden Fettgewebe, aus dem nach seiner Annahme eine Neubildung von Lymphgefässen stattfindet, »Oedem und Pseudoelephantiasis« hervorrufen könne. Die Fälle, mit welchen Riedel[227]) neuerdings die Stauungstheorie zu rehabilitiren sucht, sind umsoweniger beweiskräftig, als in dem einen Fall die Hauterkrankung sich erst zwei Jahre nach der Drüsenextirpation, im Anschluss an ein acutes, fieberhaftes Erysipel und mehrfachen Nachschüben entwickelte, und in dem anderen ebenfalls mit wiederholten Erysipelattacken einherging. Warum diese naheliegende Ursache von Riedel ignorirt und eine längst ohne jede Stauungserscheinung überstandene Drüsenextirpation als Ursache der Elephantiasis angesehen wird, ist nicht recht ersichtlich.

Unna,[228]) welcher die Lymphangiome ebenfalls unter die Stauungsgeschwülste einreiht, verlegt das Abflusshinderniss der Lymphe in die Venen. Dass diese Theorie ebensowenig haltbar ist wie die Annahme eines Hindernisses im Lymphsystem selbst, geht am eklatantesten aus den Erfolgen hervor, welche mit der Trendelenburg'schen Unterbindung der V. saphena als Heilmittel für Schenkelvaricen erzielt werden. In diesem Fall entsteht nicht nur keine Lymphangiektasie

---

[225]) Ueber Regeneration und Neubildung von Lymphdrüsen. Zeitschr. f. Heilk. 1885.

[226]) Altes und Neues über kranke Lymphdrüsen. Arch. f. Chir. Bd. 49.

[227]) Oedem und Elephantiasis nach Lymphdrüsen-Extirpation. Arch. f. klin. Chir. Bd. 47. 1894.

[228]) l. c.

in Folge eines plötzlich gesetzten und sehr beträchtlichen Hindernisses im Venensystem, sondern die schon bestehenden Venenektasien werden gebessert und sogar beseitigt. Ein schlagender Beweis, wie wenig wir berechtigt sind, die Stauung zur Erklärung räthselhafter pathologischer Vorgänge leichten Herzens heranzuziehen.

Damit ist natürlich eine secundäre Stauung im entzündlich resp. narbig veränderten Bindegewebe nicht bezweifelt. Nur um die Unhaltbarkeit der Stauungstheorie als Ursache des Processes handelt es sich.

Es bleiben also fötale Anlage und pathologische Neubildung. Aber das sind lediglich Umschreibungen, mit denen wir ätiologisch nichts anfangen können, so lange wir für die fötale Anlage und die pathologische Neubildung selbst keinen Grund wissen. Die Beständigkeit des Keimplasmas ist in neuerer Zeit allzu stark betont worden, als dass wir eine Abweichung von der normalen Entwicklung und dem normalen Wachsthum ohne äusseren Reiz annehmen dürften. Haben wir aber für die pathologische Neubildung einen solchen Reiz gefunden, und zwar einen, der sowohl intra- als extrauterin einwirken kann, so brauchen wir den Begriff der fötalen Anlage nur noch als Zeitbestimmung. Wann dieser Reiz eingewirkt hat, ist nebensächlich.

Ein derartiger Reiz müsste in letzter Instanz ein chemischer sein; er ist der einzige, den wir als Ursache von entzündlichen Neubildungen, wie für alle übrigen Erscheinungen der lebenden Zelle, kennen. Und wo sollen wir einen chemischen Reiz suchen, welcher geeignet wäre, in einem circumscripten Gebiet des inneren Organismus eine Neubildung anzuregen, wenn nicht bei den Toxinen der in eben diesem Gebiet abgelagerten pathogenen Parasiten?

Diese Hypothese einer **parasitären Entzündung** als Ursache der Bindegewebs- und Gefäss-Neubildungen und speciell der uns hier beschäftigenden Hygrome, hat wenigstens gegenüber den anderen Hypothesen den Vortheil, eine greifbare und wenn auch noch unerwiesene, so doch a priori durchaus wahrscheinliche Entstehungsursache zu bieten für Erscheinungen, welche die anderen Hypothesen (wenn man sie so nennen kann) in keiner Richtung erklären.

XI. Bindegewebscysten als Glied einer Kette von Bindegewebsneubildungen.

Fassen wir die Bindegewebscysten als eine parasitär-entzündliche Wucherung von Bindegewebszellen auf, so werden wir die cystische Form des Endproducts als nebensächlich betrachten und eine ganze Reihe Wucherungsformen des Bindegewebes als genetisch vollkommen gleichwerthig erkennen.

In diese Reihe gehört zunächst die einfache Bindegewebswucherung des Subcutangewebes, das Fibrom, das Keloid, die Sklerodermie resp. das Sklerema neonatorum. Das Fibrom entsteht bekanntlich meist intrauterin, das Keloid nach Trauma mit Hauttrennung, die Sklerodermie und das Sklerema der Neugebornen ohne bekannte Ursache. Beim Fibrom lässt sich die Theorie der Infection durch das mütterliche Blut zwanglos anwenden. Beim Keloid liegt die Infectionsgelegenheit auf der Hand. Und die Sklerodermie kommt, nach O. Weber, [229]) nach länger dauerndem, acutem oder chronischem Rheumatismus zur Entwicklung. Sehr lehrreich ist auch ein Fall von Stephan, [230]) welchen er als Sklerodaktylie bezeichnet, obgleich Ober- und Unterextremitäten und das Gesicht befallen waren. Die 30-jährige Frau erkrankte vor drei Jahren an einer Schwellung der linken Halsseite. Bei einem Einstich wurde viel Eiter entleert, die Wunde suppurirte, und es bildete sich eine Fistelöffnung, die sich erst nach einem halben Jahr schloss. Drei Monate nach Beginn der Schwellung am Hals stellten sich erst flüchtige, später dauernde Oedeme und Verdickung der Haut an den Handrücken ein und das Leiden entwickelte sich allmählig weiter.

Man vergleiche auch die Arbeit von Friedrich [231]) über »Pachydermie im Anschluss an habituelles Gesichtserysipel«.

Das Sklerema neonatorum ist von Runge, Baginsky und neuerdings von Hermann Schmidt [232]) für eine Infectionskrankheit erklärt worden. Schmidt wies in drei sehr interessanten Fällen, von denen zwei von derselben Mutter — eine 7- und 8-para — stammten, Bacterien im Blute der Haut resp. der Lungen nach. »Die Gefässe«, sagt er, »besonders die Capillaren, waren bald vollständig vollgepfropft von . . . . Stäbchen, bald enthielten sie nur wenige.« Es

---

[229]) Cit. bei Winiwarter: Die chirurgischen Krankheiten der Haut und des Zellgewebes. 1892.

[230]) Ein Fall von Sklerodaktylie. Berliner klin. Wochenschrift. 1896.

[231]) Münchener med. Wochenschr. 1897.

[232]) Drei Fälle von Sklerema neonatorum. Zeitschr. f. Gyn. und Geb. Bd. 32. 1895.

fanden sich eine Proteusart, Bacillus fluorescens liquifaciens und Luftkeime.

Die Bindegewebswucherung des Papillarkörpers ist ja ein exquisit infectiöser Process. Ist doch der Prototyp des Papilloms die Warze an Kinderhänden, welche so oft verletzt und so selten gewaschen werden, und die Spitzwarze nach Gonorrhoe. Bei Elephantiasis ist das Papillom keine seltene Erscheinung, wie die Fälle in Esmarch und Kulenkampff[233]) darthun. Auch bei congenitaler Elephantiasis kommen sie vor. Spietschka[234]) beobachtete bei einem 9-jähr. Mädchen blumenkohlartige, sehr grosse, hellrothe Papillome an den Genitalien und am linken Trochanter.

Ferner gehört hierher die Bindegewebswucherung der Nervenscheiden, das Neurofibrom und der Muskelscheiden als Ursache von denjenigen Formen der sogen. rheumatischen Torticollis, welche in dauernde Contraction übergehen. Interessante Beobachtungen darüber sind zusammengestellt in der Arbeit von Witzel.[235])

Auch Natvig[236]) hat Beobachtungen veröffentlicht über fühlbare pathologische Infiltrate in dem subcutanen Gewebe, in den Muskeln- und Nervenstämmen, die er bei chronischem Rheumatismus, nach acuter Erkältung, nach Traumen und auch ohne bekannte Ursache vielfach gesehen hat.

---

[233]) l. c.
[234]) Ueber einen Fall von Elephantiasis congenita. Arch. f. Derm. und Syph. 1891.
[235]) Ueber die Entstehung des sog. musculären Schiefhalses. Arch. f. Gynäkol. Bd. 41. 1891.
[236]) Zeitschr. f. orthopädische Chirurgie. Bd. 4.

Endlich auch die entartete Bindegewebswucherung, das Lipom resp. die Lipomatose, welche ich als secundäres Product auffasse, im Gegensatz zu Weichselbaum [237]) und Ostertag, [238]) welche das Lipom als das Primäre und das darin enthaltene cavernöse Lymphangiom als das Secundäre betrachten; und zu Bayer, [239]) welcher das Lymphangiom durch Aufbau aus dem Fettgewebe entstehen lässt.

Für den entzündlichen Ursprung des Lipoms sprechen u. A. die Beobachtungen von Stieda [240]) über Lipoma arborescens des Kniegelenks, dessen Aetiologie Stieda in eine chronische Entzündung verlegt und dessen pathologische Anatomie er als hochgradige Hyperplasie und Verfettung der Gelenkkapsel beschreibt.

Auch das Myxom und das atrophische Endstadium der circumscripten Sklerodermie, welches Möbius [241]) als umschriebenen Gesichtsschwund beschreibt, sind wohl nichts anderes als die entarteten Producte einer Bindegewebswucherung. Von ganz besonderem Interesse ist der umschriebene Gesichtsschwund, weil Möbius denselben auf eine Infection zurückführt und seine Ansicht durch eine grössere Anzahl Beweise aus der Literatur unterstützt. Er sieht die acuten

---

[237]) l. c.
[238]) l. c.
[239]) Ueber die Bedeutung des Fettgewebes etc. Zeitschr. f. Heilk. 1891.
[240]) Ueber das Lipoma arborescens des Kniegelenks und seine Beziehungen zu chronischen Gelenkaffectionen. Beitr. zur klin. Chirurgie. Bd. 16.
[241]) Der umschriebene Gesichtsschwund; Nothnagel: Spec. Path. und Therap. Bd. 11.

Exantheme, den Typhus und Tonsillitis als die Hauptschuldigen an, auch Traumen figuriren in der Aetiologie. Der infectiöse Ursprung des Hautschwundes geht auch aus einem neulich von Hans Wolff[242]) berichteten Fall hervor, indem die Hautveränderung von einer ekzemartigen, nässenden Stelle am Scheitel ausging.

XII. Analoge Knochenprocesse.

Wir wiesen schon öfter auf die Analogien zwischen Entzündungen des Knochens und des Bindegewebes hin. In den Knochencysten haben wir sogar eine den Bindegewebscysten vollkommen ebenwerthige Erscheinung. Es ist unmöglich, die Schlange'sche[243]) Arbeit zu lesen, ohne von der Identität der beiden Processe überzeugt zu sein. Schon in Virchow's[244]) Bezeichnung »ostitis fibrosa osteoplastica« liegt die Quintessenz der Entstehung und des Entwicklungsganges einer Entzündung und einer Entzündung von formativem Character. Auch Kocher und Tavel[245]) weisen auf die Knochencysten als Producte einer Entzündung und zwar einer staphylomykotischen Entzündung hin. Die Fälle von Schlange sind in dieser Beziehung zu lehrreich, als dass ich es mir versagen könnte, sie kurz zu resumiren:

---

[242]) Ein Fall von Hemiatrophia facialis progressiva. (Die Erkrankung war doppelseitig!) Münchn. med. Wochenschr. 1897.
[243]) Zur Diagnose der solitären Cyste in den langen Röhrenknochen. Arch. f. klin. Chirurgie. Bd. 46. 1893.
[244]) Cit. bei Schlange. 243.
[245]) l. c.

1. Fall. Cyste ohne nachweisbare Ursache bei einem 6-jährigen, sonst gesunden Knaben entstanden. Im 14. Jahr Operation. Cyste taubeneigross, eingebettet im derbfaserigen Tumor, daneben mehrere, erbsen- bis kirschgrosse Hohlräume derselben Beschaffenheit, so dass das eigentliche Geschwulstgewebe nur die Rolle von Scheidewänden zwischen den einzelnen Cysten spielt. Inhalt: dünnflüssig, leicht bräunlich gefärbt. Wände: straffes Bindegewebe, stellenweise mit Knorpelzellen und Knochenbälkchen.

2. Fall. 18-jähriges Mädchen. Vor 5 Jahren Femurbruch. Nach einigen Monaten Schmerzen und Knickung an der Bruchstelle. Verkrümmung nimmt erst langsam, dann rascher zu. Operation. Geschwulst besteht aus zwei Cysten, eine 3 cm im Durchmesser, mit klarer, seröser Flüssigkeit, eine wallnussgross, mit hellbräunlicher Flüssigkeit. Wand: zellenreiches Bindegewebe, mit vielen zarten Knochenbälkchen und reichlichen Riesenzellen.

3. Fall. 8-jähriges Mädchen. Vor einem Jahr Femurbruch, Schmerzen, Krümmung. Operation. Wallnussgrosse Cyste mit serösem Inhalt und derber Wandung von streifigem Bindegewebe. Aeussere Zonen, faserknorpeliger Bau und zellreiche Knochenbälkchen.

4. Fall. 14-jähriger Knabe, seit 1$^1/_2$ Jahr schmerzhafte Anschwellung der linken Tibia. Operation. Grosse, eiförmige Cyste. Inhalt: bräunlich serös, mit Blutkörperchen. Innenwand: glatt, mit bräunlich röthlicher, schmieriger Masse bedeckt, darin Pigmentfett- und Riesenzellen, darunter stark verfettetes und rareficirtes Knochengewebe.

5. Fall. 12-jähriger, kräftiger Knabe klagt seit längerer Zeit über reissende Schmerzen, Lahmheit und Unsicherheit in der linken Tibia. Seit 3 Monaten bettlägerig, ohne Nachlass der Schmerzen. Operation. Grosse Cyste, von der Epiphyse bis fast zur Mitte des Knochens reichend, durch verschiedene, ausserordentlich zarte, wellenförmig gebogene, anscheinend knöcherne Platten und Falten in mehrere mit einander breit communicirende Abtheilungen geschieden. Wände bis auf diese septumartigen Unterbrechungen gleichmässig glatt und rundlich, ziemlich hart, und mit einer ähnlichen Masse wie Fall 4 belegt. Inhalt, Flüssigkeit mit Blut- und Pigmentzellen. Im spärlichen Zwischengewebe der Cystenwand und der leistenartigen Vorsprünge, ein flaches, kernarmes Bindegewebslager mit Pigmentkörnchen und zahlreichen Knochenbälkchen.

Ausserdem führt Schlange folgende Fälle aus der Literatur an:

Körte[246]): 1 Fall. 29-jähriges Mädchen. Vor 18 Jahren Femurbruch. Allmählige Verbiegung, Schmerzen. Operation. Apfelgrosse Cyste, in fibrocartilaginösem Gewebe.
2. Fall. 40-jähriges, sehr elendes Fräulein, rechter Schenkelhalsbruch beim Fall auf die Erde. Bald darauf beim Umdrehen im Bett linkseitiger Schenkelbruch. Tod an Erschöpfung. Befund, Cystenbildungen an den Bruchstellen, mit faserknorpeliger Umhüllung.

Miessner[247]): 18-jähriger Mann. Oberschenkel nach viermaliger Fractur oberhalb des Kniegelenks rechtwinklig verkrümmt. Exarticulation. 7,5 cm lange Cyste, mit bindegewebiger und knorpeliger Umgebung.

Sonneburg[248]): 12-jähriges Mädchen. Fractur des Oberarms. Später Schmerzen und Schwäche. Operation. Grosse Cyste, mit serösem Inhalt und glatter Wandung.

Ferner einen Fall von R. Froriep[249]), mit zahlreichen Cysten in den langen Röhrenknochen der Extremitäten und Rippen, sowie in den glatten Knochen des Schädeldaches, des Beckens und der Unterkiefer, aber sonst nichts Krankhaftes bei der Section. Wegen der Multiplicität der Cysten glaubt Schlange für diesen Fall eine Sonderstellung beanspruchen zu müssen.

Als Ursache der übrigen, als einzelne circumscripte Geschwulst auftretenden Cysten, erwägt Schlange die Erweichung einer chondromatösen Geschwulstmasse, entstanden aus embryonalen, im Knochen liegen gebliebenen Knorpelinseln — das war die Virchow'sche[250]) Theorie — und eine langsam, ohne Eiterung verlaufende Entzündung und spricht sich für die erste Entstehungs-

---

[246]) Zwei Fälle von Knochencysten im Oberschenkel. Zeitschrift f. Chirurgie. 1880.
[247]) Zur Pathogenese der Knochencysten. Inaug.-Dissertation. Erlangen, 1884.
[248]) Zeitschr. f. Chirurgie. 1879.
[249]) Chirurgische Kupfertafeln. 438.
[250]) Monatsbericht der kgl. Akademie der Wissenschaften. Berlin, 1876.

weise aus. Miessner[251]) nimmt einen Vorgang an, welcher sich vollkommen mit einem entzündlichen deckt, ohne ihn als Entzündung zu bezeichnen. Er nennt ihn »Recartilaginescenz« des Knochengewebes, Einschmelzung des ursprünglich soliden Tumors und Vergrösserung der Cyste durch Transudation. Dies hat auch Virchow, ausser der Entstehung aus embryonalen Knorpelinseln, zugegeben. Auch Ziegler[252]) beschreibt Recartilaginescenz bei Arthritis deformans als Ursache von Enchondrombildung mit nachfolgender cystischer Erweichung. Im Gegensatz zu diesen Autoren, welche theils noch im Bann der fötalen Anlage stehen oder sich wenigstens nicht zur Annahme einer Entzündung entschliessen können, hat »der Zusammenhang zwischen Entzündung und Cystenbildungen im Knochen in Recklinghausen[253]) einen warmen Vertheidiger gefunden«. Schliesslich haben Garré,[254]) Kocher und Tavel,[255]) und neuerdings Ehrlich[256]) keinen Zweifel darüber gelassen, dass die Knochencysten nur eine Erscheinungsform der chronischen, parasitären Osteomyelitis darstellen. Bei dieser Auffassung wird die Multiplicität der Cysten im Froriep'schen Fall kein Grund sein, ihn aus der Categorie der entzündlichen Knochencysten auszuschliessen.

[251]) l. c.
[252]) Cit. bei Miessner, l. c.
[253]) Cit. bei Sonneburg, l. c.
[254]) Einige seltene Erscheinungsformen der acuten infectiösen Osteomyelitis. Festschrift für Kocher. 1891.
[255]) Vorlesungen über chirurg. Infectionskrankheiten. 1895.
[256]) Ueber latente Eiterherde im Knochen. Münchener med. Wochenschr. 1896.

Wir haben also auch hier Gewebszerfall, Gewebsneubildung und Exsudation, und als Endproduct eine Cyste. Und soll die hier anerkannte parasitäre Ursache für die mit gleichen Erscheinungen entstehenden Bindegewebscysten nicht ebenfalls gelten dürfen? Könnten nicht alle die hier beschriebenen Knochencysten zu unseren Bindegewebscysten sagen: mutato nomine, de te fabula narratur?

Auch die bluthaltigen Bindegewebscysten finden ihre anatomischen und ätiologischen Analoga in den Blutcysten des Knochens, wie sie z. B. beschrieben sind von Reuling [257]) und kürzlich von Oehler. [258])

In Reuling's Fall war an Stelle des Kreuzbeins eine grosse Bluthöhle, welche Volkmann als das Product einer Ostitis erklärte.

Fassen wir aber die Knochencyste als eine Erscheinungsform der chronischen Knochenentzündung auf, so werden wir nicht umhin können, das Osteom und das Enchondrom auf dieselbe Ursache zurückzuführen und in ihnen die ätiologischen Analoga des Fibroms zu erkennen. Auch das pathologische Längenwachsthum der Röhrenknochen wird sich bei dieser Auffassung ungezwungen als Pendant der diffusen Bindegewebswucherung ergeben und es wird klar, warum der Riesenwuchs eine Begleiterscheinung der Elephantiasis ist. L. v. Lesser [259]) weist hin auf das gleichzeitige Vorkommen mancher in diesem und den

---

[257]) Inaug.-Diss. Giessen 1866.
[258]) Ueber das sogenannte Knochenaneurysma. Zeitschr. f. Chirurgie. 1893.
[259]) Ueber Lymphangiome diffusum multiplex. Zeitschr. f. Chirurgie. Bd. 34. 1892.

letzten Abschnitten besprochenen Bildungen, wie da sind: Lymphangiom, Elephantiasis, cavernöses Hämangiom, Blutgefässnaevi, Venenvaricen, Fibroneurom, Neurofibrom, Lipom, Lipomatose und Riesenwuchs, allerdings um den Schluss daraus zu ziehen, dass alle miteinander aus einer congenitalen Anlage entstehen. Ich möchte eher den Schluss ziehen, dass alle das Product einer parasitären Entzündung sind.

XIII. Analoge Muskelprocesse.

Die Wucherung der Muskellage der Gefässwand bei Angiomen, welche derart überhand nehmen kann, dass die Geschwulst nicht mehr als Angiom, sondern als Myom imponirt, gehört offenbar ätiologisch in die Categorie der durch Blutinfection entstandenen entzündlichen Neubildungen. Anders die Myome, welche sich aus den Arrectores pilorum und den Muskeln der Talgdrüsen entwickeln. Hier scheint die Annahme einer Infection durch die Drüsenausführungsgänge näher liegend. Darauf komme ich im folgenden Abschnitt zurück.

XIV. Bindegewebscysten versus seröse und atheromatöse Kiemengangsgeschwülste.

Ich begann die vorliegende Arbeit im orthodoxen Glauben an die Lehre von der strengen ätiologischen und anatomischen Trennung zwischen endothel- und epithelbekleideten Halscysten. Den Ausgang der ersten suchte ich im Lymphsystem, den Ausgang der zweiten in den fötalen Kiemengängen. Aber wie die erste Annahme durch das Studium von Herrn Dr. Dürck's schönen Präparaten erschüttert wurde, wurde auch die zweite durch die histologischen Beschreibungen erschüttert, die ich in der Literatur über Kiemengangscysten niedergelegt fand. Zu meiner Ueberraschung war die Cystenwand der sogen. branchiogenen Cysten, und zwar sowohl der serösen als der atheromatösen, das fast genaue Ebenbild der Cystenwand der Lymphangiome resp. der hier beschriebenen Bindegewebscysten. So genau war diese Uebereinstimmung, dass die Epithelbekleidung der Innenfläche als einziges Unterscheidungsmerkmal blieb.

Ich greife einige Beispiele aus der Casuistik heraus:

1. Lücke[260]: Das Atherom war in Lymphdrüsengewebe eingebettet.

2. O. Koch[261]: Cystenwand, derbe Bindegewebsmembran, mit verhorntem Plattenepithel. Stellenweise Erhebungen, wie Andeutungen flacher Papillen.

3. Zahn[262]: 1. Fall. Drei getrennte Cysten, von »theils häutigem, theils losem Bindegewebe umgeben«, das »an manchen Stellen dick, an anderen dünn, an einer Stelle ungewöhnlich derb ist, nach aussen zu von fast sehnigem Bindegewebe gebildet und eine fast erbsengrosse, mit käsigem Material angefüllte Höhle enthält. In der Nähe eine lymphdrüsenähnliche Verdickung. Innere Oberfläche überaus unregelmässig; viele leistenförmige Kämme; auf und zwischen diesen warzige, stecknadelkopf- bis erbsengrosse Hervorragungen. Mehrere der grösseren

---

[260]) Ueber Atheromcysten der Lymphdrüsen. Arch. f. klin. Chirurgie. 1861.

[261]) Eine branchiogene Halscyste von ungewöhnlicher Grösse. Mitth. aus der chir. Klin. zu Tübingen. Bd. 1. 1883—84.

[262]) Beiträge zur Geschwulstlehre. Ueber vier Fälle von Kiemengangcysten. Zeitschr. f. Chir. 1885.

Warzen enthalten eine oder mehrere Höhlen. Cystenwand: fibrilläres Bindegewebe, das schichtweise mit kleinen Rundzellen dicht erfüllt ist, resp. aus adenoidem Gewebe besteht. Die Rundzellen bilden stellenweise Lymphfollikeln ähnliche Anhäufungen, welche einzeln oder zu mehreren beisammen liegen. Stellenweise glänzende, gelbbraune Pigmentkörner. Viele Blutgefässe. Nach dem Cysteninneren keulenförmige Hervorragungen von geschichtetem Plattenepithel, wie die ganze Innenfläche, bedeckt. Epithelien sitzen dem lymphatischen Gewebe direct auf.

2. Fall. Eine Cyste von aussen lockerem, innen festem Bindegewebe umgeben. Innenfläche warzig, mit kolbenförmigen Auswüchsen versehen. Cystenwand: aussen Bindegewebe dicht, mit zahlreichen Rundzellen, welche nach innen immer zahlreicher werden und Haufen bilden. Eigentliche Cystenwand besteht ganz aus adenoidem Gewebe mit wenigem, fibrillärem Bindegewebe. Stellenweise »wirkliche Lymphfollikel« mit bindegewebiger Verdickung als Hülle. Innenfläche nur stellenweise mit dicker Epithelschicht bedeckt.

3. Fall. Cyste mit zahlreichen papillomatösen Auswüchsen. Cystenwand: dünne Bindegewebsmembran, von der zahllose, dicht gelegene Zotten nach innen abgehen, welche sich verästeln und anastomosiren. Stroma: ein kleinzelliges Gewebe. Innenfläche: Cylinderepithel. Bindegewebsmembran zeigt zwei Schichten, äussere fibrillär und zellarm, innere auch fibrillär, aber sehr viele kleine Rundzellen enthaltend.

4. Fall. Atheromcyste. Bindegewebige Hülle, warzige Innenfläche. Cystenwand: dickere Aussenschicht aus sehr zellenreichem Bindegewebe. Innenschicht aus lymphatischem Gewebe. Innenfläche fast durchaus nackt, d. h. von lymphatischem Gewebe gebildet; nur an wenigen Stellen zwischen den Warzen liegen noch einige wenige Plattenepithelien.

4. H. Richard.[263])

2. Fall. Cyste. Innenwand Epithel. Zwischen den Epithelzellen da und dort kleine Rundzellen. Darunter lockeres, zellenreiches, meist reticuläres und diffus kleinzellig infiltrirtes Bindegewebe; weiter nach aussen derbes, kernarmes, parallelfaseriges Bindegewebe; dann lockeres Bindegewebe mit Fettinseln.

---

[263]) Ueber die Geschwülste der Kiemenspalten. Beiträge zur klin. Chirurgie. 1888.

3. Fall. Cyste. Derbe Bindegewebsmembran, parallelfaserig, mit geschichtetem Plattenepithel und stellenweise Erhebungen wie Andeutungen flacher Papillen.

4. Fall. Cyste. Sehr lockeres, zell- und gefässreiches Bindegewebe, stellenweise von Leucocyten durchsetzt. Weite Venen mit reichlichen, ein- und mehrkernigen Leucocyten. Bindegewebe am Lumen da und dort flach papillär, in demselben Cystchen.

5. Fall. Cyste. Kernreiches, ziemlich dichtes Bindegewebe, deren Bündel sich zum Theil durchkreuzen, im Ganzen an der inneren Cystenfläche in concentrischen Schichten parallel verlaufen. Vielfach von kleinen Rundzellen infiltrirt, besonders stark in den innersten Lagen. Diese stellen geradezu ein junges Granulationsgewebe dar. Innen Epidermis. Da und dort, wo sich das granulationsähnliche Gewebe stärker entwickelt hat, ist die Epitheldecke vorgewölbt und stark verdünnt.

6. Fall. Branchiogener Abscess. Gefässreiches, bald derbes, bald lockeres Bindegewebe, gegen die inneren Lagen hin vielfach kleinzellig infiltrirt, z. Th. mit Hämorrhagien durchsetzt. Innen Plattenepithel.

7. Fall. Branchiogener Abscess. Cystenwand lymphadenoider Natur, kleine Rundzellen dicht gedrängt im zarten, bindegewebigen Reticulum, darin zahlreiche follikelähnliche Knötchen. Bindegewebige Trabekel ziehen durch. Innenfläche ausgesprochen papillär. Papillen theils klein und spitzig, theils gross und plump, mit kryptenartigen Spalten zwischen sich. Innen vielschichtiges Epithel.

5. Willy Sachs.[264] 4. Fall. Cystenwand von lockerem Bindegewebe, innen mit Epithel ausgekleidet. Das Epithel dicht umgebend eine ununterbrochene Schicht lymphatischen Gewebes aus einkernigen Lymphkörperchen bestehend, welche an einzelnen Stellen sich zu Lymphfollikeln gruppiren und das Epithel vorwölben.

5. Fall. Cystenwand aus Gewebe, das Lymphdrüsengewebe gleicht, ganz von dichten, einkernigen Lymphkörperchen gebildet, dazwischen ein Fasernetz. Innen geschichtetes Epithel. Im frischen Inhalt Flimmerzellen.

6. Fall. Incomplete, äussere Kiemenfistel. Fistelwand von lymphadenoidem Gewebe gebildet, in Follikeln angeordnet. Aussen ein schmaler Saum von Bindegewebe. Innen kein Epithel.

---

[264] Angeborne Halsfisteln und Geschwülste der Kiemenspalten. Festschrift für Kocher. 1891.

6. Gussenbauer. [265])

a) Halskiemenfisteln.

1. Fall. Hohlgänge mit mehrfachem Plattenepithel ausgekleidet, im Bindegewebe blind endigend.

4. Fall. In den aus fibrillärem Bindegewebe gebildeten Strängen der Fistelgänge erscheinen stellenweise dicht gedrängte Zellenanhäufungen.

b) Halskiemencysten.

3. Fall. Cysten mit Epithel ausgekleidet, von lymphadenoidem Gewebe umgeben.

4. Fall. Cystenwand aus faserigem Bindegewebe bestehend, in welches zahlreiche lymphoide Zellen und stellenweise deutliche Lymphfollikel eingelagert sind. Innenfläche geschichtetes Plattenepithel.

7. Fall. Cystencavum durch Leisten in communicirende Räume eingetheilt. Kleine warzige Erhebungen. Cystenwand, faseriges Bindegewebe, reich an lymphoiden Zellen und zerstreuten Lymphfollikeln.

8. Fall. Cystenwand, fibrös, stellenweise reichlich mit lymphoiden Zellen durchsetzt, Innenfläche mit mehrschichtigem Plattenepithel ausgekleidet; um den epithelialen Saum eine Zone lymphatischen Gewebes, theils aus deutlichen Lymphfollikeln, theils aus Ansammlungen lymphoider Zellen bestehend.

11. Fall. Cystenwand, fibröses Bindegewebe, mit Lymphfollikeln und Anhäufungen lymphatischen Gewebes. Innenfläche, papilläre Excrescenzen; mehrschichtiges Plattenepithel.

7. O. Hildebrand. [266]) Fall A. D. An der Innenfläche des Cystensackes eine Unzahl feinster und feiner follikelartiger Erhebungen. Plattenepithel.

Fall H. M. Cystenwand, Plattenepithel, (?) Bindegewebe, lymphoides Gewebe.

Fall L. Schr. Cystenwand, dichtes Bindegewebe, theils diffus rundzellig infiltrirt, anderntheils mit Haufen von Rundzellen, welche circumscripten Lymphfollikeln sehr ähnlich sind. Innen Epithel, stellenweise von jenen Lymphfollikeln rundlich erhaben.

---

[265]) Beitrag zur Kenntniss der branchiogenen Geschwülste. Festschrift für Billroth. 1892.

[266]) Ueber angeborene epitheliale Cysten und Fisteln des Halses. Arch. f. klin. Chirurgie. 1895.

Fall J. Sch. Cystenwand, derbes, parallelfaseriges, ziemlich kernreiches Bindegewebe, darauf eine Schicht lymphoiden Gewebes, theils in rundlichen Bezirken geordnet; darauf spindelzelliges Gewebe, vielfach von Rundzellen durchsetzt; schliesslich eine dicke Schicht von Plattenepithelien, unter welchen stellenweise das Bindegewebe sich halbkuglig erhebt, durch Lymphfollikeln hervorgedrängt. An anderen Stellen, wo die Wand dünn ist, findet sich zunächst eine dünne Schicht derber, parallelfaseriger Bindegewebszüge, auf diesen sitzt nach innen eine Schicht gefässreichen, lymphadenoiden Gewebes, vielfach in Follikeln geordnet, und auf diesen eine Schicht Plattenepithelien. Durch die Lymphfollikel kommen häufig papilläre, kuglige Erhebungen zu Stande.

Fall Sch. J. Innere Cystenwand mit unzähligen, stecknadelkopfgrossen Knötchen besetzt. Innen Plattenepithel; darunter eine breite Zone lymphoiden Gewebes, stellenweise in Follikeln angeordnet; darunter derbes Bindegewebe.

Fall C. K. Innere Cystenwand durch dichte, kuglige, nicht ganz stecknadelkopfgrosse Erhebungen uneben. Plattenepithel; darunter eine Schicht lymphadenoiden Gewebes, vielfach in Follikeln geordnet; dann derbes Bindegewebe.

Fall N. A. Cystenwand, innen flimmerndes Cylinderepithel, darunter lymphoides Gewebe, theils in Zügen, theils in rundlichen Anhäufungen, theils im dichten Ring um die Lumina von Drüsenausführungsgängen; dann derbes, zelliges Bindegewebe.

Fall R. A. Cystenwand, lockeres Bindegewebe mit Blutkörperchen, Blutfarbstoff und lymphoidem Gewebe, theils in Follikeln geordnet. Geschichtetes Cylinderepithel.

Fall Sch. F. Cystenwand, Bindegewebe, ab und zu etwas rundzellig infiltrirt. Mehrschichtiges Plattenepithel.

Fall Sch. A. Derber Sack, mit kleinen papillären Erhebungen besetzt. Innen Plattenepithel; darunter lymphoides Gewebe, stellenweise in rundlichen Anhäufungen, die papilläre Erhebungen der Innenfläche veranlassen; darunter derbes Bindegewebe.

Fall K. H. Cystenwand, derbes Bindegewebe, stellenweise papillär vorgestülpt; darauf mehrschichtiges Plattenepithel.

Fall H. H. Cystenwand, mehrschichtiges, flimmerndes Cylinderepithel; theils darunter, theils als Unterbrechung desselben grosse Leucocytenhaufen, welche knopfförmig über das Epithel hervorragen und gar nicht oder nur an den Rändern von Epithel bedeckt sind.

Fall 41-jähriger Arbeiter. Cystenwand, derbe Bindegewebszüge. Innen Platten- und Cylinderepithel; darunter lymphoides Gewebe mit Follikeln, die rundliche Erhebungen nach dem Lumen verursachen.

Fall K. F. Fistel, Excision. Cylinderepithel, darunter lymphoides Gewebe, theils in Follikeln und Papillen geordnet, darunter Bindegewebe, nach aussen derb und parallelfaserig werdend.

Fall N. Fistel, Excision. Wand, derb bindegewebig, mit zarter Innenmembran. Innenfläche durch dichte, rundliche Erhebungen papillär aussehend. Platten- und flimmerndes Cylinderepithel; darunter eine continuirliche Schicht von dicht gedrängtem, lymphadenoidem Gewebe, mit rundlichen Papillen; darunter Bindegewebe.

Fall W. A. Fistel, Excision. Platten- und stellenweise flimmerndes Cylinderepithel. Lymphoides Gewebe, stellenweise zu Follikeln verdichtet, papilläre Einstülpungen veranlassend; darunter derbes Bindegewebe.

Fall D. W. Fistel, Excision. Platten- und flimmerndes Cylinderepithel; darunter eine Zone von derbem, stellenweise stark rundzellig infiltrirtem Bindegewebe. An einigen Stellen unter der Epithelschicht lymphoides Gewebe.

8. Zöppritz.[167]) Complex von einigen grossen und unzähligen kleinen Cysten mit Cylinder- und Plattenepithel. Festgefügtes, welliges Bindegewebe. Kleinere und grössere Anhäufungen von Lymphzellen, stellenweise Follikel, die mitunter makroskopisch erkennbar sind. Bei manchen Cysten ragen warzige Excrescenzen in das Lumen hinein, die aus knäuelartig aufgerolltem Bindegewebe bestehen und mit dem Stroma der Wandung direct zusammenhängen. In anderen Cysten sind massenhafte papilläre Wucherungen, so dass das Bild eines Kystoma papilliferum ovarii entsteht. Bindegewebe reich an lymphatischem Gewebe.

Also überall dasselbe Bild wie bei unseren Präparaten: eine bindegewebige Cystenwand, aussen locker, innen derb, parallelfaserig, von ungleicher Dicke, mit Rundzellen resp. follikelartigen Anhäufungen von Rundzellen infiltrirt und mit papillären Wucherungen be-

---

[167]) Ueber multiloculäre Kiemengangcysten. Beiträge zur klin. Chirurgie. 1894.

setzt. Hörte die Beschreibung hier auf, so würde sie ohne Weiteres auf unsere Bindegewebscysten passen. Die Unterscheidung liegt nur, wie gesagt, in der hier vorhandenen Epithelauskleidung des Cystenlumens.

Diese frappirende Aehnlichkeit zwischen der Wandung des Hygroms und der Kiemenganggeschwulst ist schon Manchem aufgefallen. Lücke,[268] Jaksch[269] und Bayer[270] führen die Entstehung eines Atheroms resp. eines Lymphangioms und einer Blutcyste auf eine Lymphdrüse zurück, denn dafür halten sie das lymphoide Gewebe, welches einen so wesentlichen Bestandtheil ihrer und aller übrigen Fälle ausmacht, und welches ich als entzündliches Leucocyteninfiltrat auffasse. Ebenso lässt Gussenbauer[271] seine Kiemengangscysten und Samter[272] Cystenhygrome des Halses und Lymphangiome der Mundhöhle aus Lymphdrüsen entstehen. Samter[273] sieht sich durch die offenbare Verwandtschaft von Hygrom und Kiemenganggeschwulst veranlasst, das Hygrom zu den Kiemenganggeschwülsten zu rechnen.

Es liegt mir natürlich fern, diesen so schwierigen Gegenstand an dieser Stelle weiter erörtern zu wollen.

---

[268] Ueber Atheromcysten der Lymphdrüsen. Arch. f. klin. Chir. 1861.

[269] Ein Beitrag zur Entwicklung der cystischen Geschwülste am Hals. Zeitschr. f. Heilk. 1885.

[270] Ein Beitrag zur Histologie und Pathogenese der Blutcysten des Halses. Zeitschr. f. Heilkunde. 1890.

[271] Beitrag zur Kenntniss der branchiogenen Geschwülste. Festschrift f. Billroth. 1892.

[272] Ueber Lymphangiome der Mundhöhle. Arch. f. klin. Chirurgie. Bd. 41b. 1891.

[273] l. c.

Schon die Unmöglichkeit, auch nur die grundlegende Literatur darüber in den hiesigen Bibliotheken vollzählig zu erhalten, würde das ausschliessen. Es sei mir nur gestattet, die Hypothese auszusprechen, welche sich mir aufdrängte bei der Betrachtung des klinischen Verlaufs, beim Vergleich der Wandbeschaffenheit einer grossen Reihe sog. Kiemenganggeschwülste mit der meiner eigenen Präparate, und speciell durch die Beschreibungen von Hildebrand (265) und die Abbildungen von Gussenbauer (266).

Erstens frage ich mich, mit welcher Berechtigung man eine Geschwulstart, welche selten angeboren ist und oft erst sehr spät im Leben auftritt mit soviel Sicherheit auf eine congenitale Anlage zurückführt. Hildebrand beginnt seine Arbeit »Ueber angeborne epitheliale Cysten und Fisteln des Halses«[274] mit den auffallenden Worten: »Keine der (20) Cysten war angeboren, in dem Sinn, dass die Cyste schon bei der Geburt bestand; die meisten entwickelten sich allmählich und machten sich erst im 2. und 3. Decennium bemerklich.« Unter 59 Fällen von »branchiogenen« Cysten und Fisteln aus den schon citirten Arbeiten von Koch, Zahn, Richard, Sachs, Gussenbauer, Hildebrand und Zöppritz zusammengestellt, sind nur 6, also ca. 10 % congenital. Die übrigen entstanden in den Jahren: 1/2, 3/4, 2, 4 (2 mal), 6, 8 (3 mal), 9, 11, 12, 13, 14 (3 mal), 15, 16, 17 (3 mal), 18, 19, 20 (2 mal), 21, 22 (2 mal), 23 (6 mal), 24 (2 mal), 25 (3 mal), 26, 27, 28 (2 mal), 35, 39 (2 mal), 42, 43, 45, 48, 51 (2 mal), 52.

---

[274]) Arch. f. klin. Chirurgie. 1895.

Also 90% sind nicht angeboren und von diesen entstehen über 55% jenseits des 20. Jahres, sind demnach weder mit dem fötalen noch mit dem Pubertätswachsthum in Zusammenhang zu bringen. Auch Gussenbauer[275]) hebt dies hervor. »Der Umstand verdient besonders beachtet zu werden,« sagt er, »dass sich ihre Entstehung nicht an die Zeit des Körperwachsthums bindet«.

Was man mit der Zeit nicht beweisen konnte, glaubte man aber mit Lage und Bau genügend bewiesen zu haben. Diese Cysten und Fisteln entstehen an der Stelle der zweiten Kiemenfurche und entsprechen den histologischen Characteren ihres Entstehungsortes.

Die Behauptung, dass sie darum aus einer Entwicklungsstörung der zweiten Kiemenfurche entstehen, trifft derselbe Einwand wie die Annahme von Entwicklungsstörungen überhaupt. Warum ist eine Entwicklungsstörung hier eingetreten? müssen wir fragen, denn eine Ursache ist zum Verständniss absolut erforderlich. So aus purer Laune der Natur entsteht sicher keine Abweichung von dem einmal im Keimplasma festgelegten Entwicklungsgang. So lange wir keine Ursache für die Wachsthumsanomalie angeben können, ist uns mit ihrer örtlichen Uebereinstimmung mit der Kiemenfurche nichts geholfen.

Nehmen wir aber an, dass die betreffenden Cysten und Fisteln, ebenso wie die Bindegewebscysten resp. Lymph- und Hämangiome, deren Wandbeschaffenheit der ihrigen so sehr gleicht, aus einer parasitären Entzündung entstehen, welche sich statt im Bindegewebe oder Gefässsystem in den Drüsen der Haut, des

---

[275]) l. c.

Schlundes oder des Oesophagus abspielt, so können wir mit dieser Hypothese alle Erscheinungen zwanglos erklären.

Dass die Drüsen die Ursprungsstätten der sogen. branchiogenen Gebilde seien, ging mir bei Betrachtung der Gussenbauer'schen [276]) Abbildungen durch den Kopf. In seinem Situationsbild (Taf. III, Fig. 1) liegen die Cysten im subcutanen Bindegewebe, unter der Drüsenschicht, gerade da, wohin sich eine Drüse begeben müsste, welche an Grösse zugenommen hätte und in den dichteren Faserzügen ihres eignen Reviers keinen Platz mehr fände. Und ist nicht die Annahme einer Epithelwucherung in einem von entzündlichem Infiltrat umgebenen Drüsenausführungsgang die ungezwungenste Erklärung der runden Epithelinseln mitten im lymphoiden Gewebe? (Gussenbauer, Taf. III, Fig. 2, und Taf. IV, Fig. 4.)

Derselbe Gedanke wird befestigt durch wiederholte Bemerkungen von Hildebrand, [277]) z. B.:

»Das lymphoide Gewebe ist theils in dichtem Ringe um die Lumina herum, die man, da sie hohes Cylinderepithel führen, für Querschnitte von Drüsenausführungsgängen halten muss. Diese Ausführungsgänge sind mehr oder weniger erweitert.«

Fall R. A. »Grosse, vielfach gelappte Talgdrüsen, mit stark verfetteten Zellen, die in das Cysteninnere einmünden.«

Fall Sch. F. »Ab und zu finden sich noch weiche, mit Cylinderepithel ausgekleidete Lumina mitten im Bindegewebe, die Drüsenausführungsgänge darstellen können.«

Fall K. H. »An einer Stelle schliesst sich an eine solche Epitheleinsenkung ein Convolut von Drüsenschläuchen an, die sich weit in das Bindegewebe hinein erstrecken.«

---

[276]) l. c.
[277]) l. c.

Fall W. A. »Ausserdem findet sich in der Bindegewebsschicht weite Lumina, mit Cylinderepithel ausgekleidet, die wie Drüsenausführungsgänge aussehen.« »In dem Bindegewebe sieht man häufige Querschnitte von geschlossenen, mit Cylinderzellen ausgekleideten Hohlräumen.«

Fassen wir den ganzen Process als eine entzündliche Neubildung der Drüsenepithelien und des umgebenden Bindegewebes auf und sehen wir die Ausführungsgänge der Drüsen als die Eingangspforten der parasitären Krankheitserreger an, so wird es klar, weshalb diese Cysten und Fisteln mit Epithel ausgekleidet sind, weshalb sie so selten intrauterin entstehen, und auch weshalb sie die Unterkiefergegend als Prädelictionsstelle erkiesen.

Die Epithelwucherung wäre eben nach dieser Annahme das Primäre, die Bindegewebswucherung das Secundäre. Wir hätten es mit einem genauen Analogon von König's Mastitis interstitialis circumscripta [278]) zu thun. Da die Ansteckungsgelegenheit ungleich häufiger extra- als intrauterin eintreten wird und natürlich an kein Alter gebunden ist, wird es uns ganz verständlich, dass die »congenitale branchiogene« Cyste so selten ist und dass der Anfang von den Patienten in den verschiedensten Lebensperioden angegeben wird. Und sollten wir nicht erwarten, eine Hautgegend bevorzugt zu sehen, welche einestheils der Luft exponirt, anderntheils durch den Kleiderschluss resp. steife und schmutzige Kragen mehr oder weniger beständig gereizt und inficirt wird? Auch die Schlundgegend ist

---

[278]) Cf. Abbildung im Lehrbuch der speciellen Chirurgie, sowie Text und Abbildungen bei Sasse: Ueber Cysten und cystische Tumoren der Mamma. Ach. f. klin. Chir. Bd. 54. 1897. Tafel L.

von Infectionen begünstigt, wie Tonsillitis, Rachen- und Retronasalkatarrh bezeugen.

Führt die Entzündung zu einer starken Bindegewebsneubildung um ein seröses Exsudat, so wird eine Cyste entstehen; überwiegt der entzündliche Gewebszerfall und kommt es zum Durchbruch, so entsteht eine Fistel (Hildebrand,[279]) Fall K. F.) und zwar, je nach der Durchbruchsstelle, eine äussere, eine innere oder eine complete Fistel, in der wiederum je nach dem weiteren Verlauf — Ueberwiegen des formativen oder des exsudativen Reizes — das Epithel sich vermehren oder zu Grunde gehen wird. (Sachs,[280]) Fall 6.) Die Entstehung einer solchen Fistel anders als durch entzündlichen Gewebszerfall ist wohl nicht denkbar. Brächte die Spannung der Flüssigkeit das Platzen der Cyste zu Stande, so würde sich der Inhalt in das subcutane Gewebe ergiessen, aber sicher keinen Ausweg durch die äussere Haut oder die Rachenwandung finden.

Die verschiedenen Epithelarten dieser Cysten würden sich ebenfalls zwanglos von der Annahme ableiten lassen, dass Drüsen von Haut, Schlund oder Oesophagus als Eingangspforten der Infection und Ausgangspunkt der Entzündung dienen können. Ausserdem kommt die Verschiedenheit der Drüsenzellen selbst in Betracht, sowie die Modificationen, welche sie durch wechselnde Druckverhältnisse erleiden.

Auch die soviel seltenere intrauterine Infection lässt sich durch dieselbe Hypothese erklären, einestheils durch eine directe Ansteckung der Drüsen vom um-

---

[279]) l. c.
[280]) l. c.

spülenden oder verschluckten, keimhaltigen Fruchtwasser, anderentheils durch das Uebergreifen einer auf dem Blutweg entstandenen Entzündung im Subcutangewebe auf das benachbarte Drüsenlager. Dass auch die Kiemenfurche von einer Infection getroffen werden mag, ist sehr wohl möglich. Es wäre aber dann nicht die Kiemenfurche, sondern die Infection für die Cyste verantwortlich zu machen.

Dieses Uebergreifen einer primären Bindegewebsentzündung auf die Drüsen und vice versa dürfte wohl auch extrauterin keine grosse Seltenheit sein. So wären vielleicht die Fälle zu erklären, wie z. B. Fall 2 und 4 von Zahn oder die Fälle von F. König,[281]) in denen epithelbekleidete Stellen der Cystenwand von nackten Bindegewebsstrecken unterbrochen sind. Freilich könnte der Epithelmangel auch vom entzündlichen Gewebszerfall herrühren, wie wahrscheinlich in Fall H. H. von Hildebrand. A priori aber wäre das Schwinden der Scheidewand zwischen einer benachbarten Bindegewebs- und epithelialer Cyste ein leicht denkbarer Vorgang.

Aus der Literatur liess sich Einiges sammeln, was auf die Entstehung der »branchiogenen« Cysten durch Infection hinwies. Ich erwähne nur kurz einige Beispiele:

1. Zahn. [282]) Fall 4. Der gesunde, 25-jährige Schlosser hat Typhus gehabt; war sonst nie krank.
2. Porta. [283]) Bei einem Mann in den mittleren Jahren führten mehrere, aufeinander folgende Erysipelanfälle auf der

---

[281]) Beitrag zur Anatomie der Dermoid- und Atheromcysten der Haut. Arch. f. klin. Chirurgie. 1894.
[282]) l. c.
[283]) Dei Tumori follicolari sebacei, 1856. Ref. Schmidt's Jahrbücher, Bd. 96, cit. bei Chiari: Ueber die Genese der sog. Atheromcysten der Haut. Zeitschr. f. Heilk. 1891.

rechten Seite des Kopfes, des Gesichts und des Halses zur Entstehung von circa 100 mit Ausführungsgängen versehenen kleinen Cysten, welche Chiari als Atherome deutet.

3. Gussenbauer.[284] Fall 2. 16-jähriges Mädchen bemerkte vor 2 Jahren ein kleines Knötchen in der Haut, welches sich allmählig strangförmig nach unten senkte. Durch einen Arzt incidirt, entleerte es eine eiterähnliche Flüssigkeit.

Fall 6. 25-jährige Tagelöhnersfrau gab an, dass sie vor 1½ Jahren einen bläschenförmigen Ausschlag der linken Gesichtshälfte bekam und bald darauf eine kleine Geschwulst in der linken Unterkiefergegend bemerkte.

4. Hildebrand.[285] Fall H. H. Mit ½ Jahr Furunkel. Seitdem Geschwulst am Hals. Sonst gesund.

Fall H. K. Vor 4 Jahren entstand eine Schwellung am Hals, die nach ca. ½ Jahre von selbst aufbrach. Damals soll sich Eiter entleert haben. Seitdem besteht eine Fistel.

Fall W. G. Im 7. Jahr ein Geschwür am Hals, das nach Einschneiden bald heilte, mit Zurücklassung einer winkligen Narbe. Im 35. Jahr Ausfluss aus einer kleinen Fistelöffnung.

5. E. Martin.[286] In zwei Fällen schloss sich an die Entfernung von eingewachsenen Grosszehennägeln eiternde Fistel, welche zu kleinen Cystchen mit Epithelauskleidung und bindegewebiger Kapsel führten.

Mit der Annahme einer Infection stimmen auch die Beobachtungen von Gross,[287] dass die nicht angebornen Dermoidcysten der Hand sämmtlich auf ein Trauma zurückzuführen sind, und ferner die Vorliebe der Atherome für die Kopfhaut.

Dass in den meisten Fällen die Cyste scheinbar ohne jede Veranlassung entstand, wird uns nicht

---

[284] l. c.

[285] l. c.

[286] Beitrag zur Lehre von den traumatischen Epithelcysten. Zeitschr. f. Chirurgie. Bd. 43.

[287] Cit. bei Winiwarter: Die chirurgischen Krankheiten der Haut und des Zellgewebes. 1892.

Wunder nehmen. Handelt es sich doch, nach unserer Hypothese, um eine milde, circumscripte, chronisch verlaufende Entzündung, mit geringem exsudativem und überwiegend formativem Reiz.

Im Anschluss an diese Entstehungshypothese der epithelialen Halsgeschwülste sei noch auf die Myome hingewiesen, welche sich aus den die Talgdrüsen umspinnenden Muskelfasern entwickeln. Für sie so gut wie für die Wucherung des die Drüsen umgebenden Bindegewebes ist die Annahme einer Infection durch die Drüsenausführungsgänge wohl eine berechtigte und naheliegende Erklärung.

XV. Uterusmyom und Eierstockskystom.

Es gibt zwei wichtige Geschwulstarten der weiblichen Genitalien, deren Entstehung noch einer auch nur hypothetischen Erklärung harrt, das Uterusmyom und das Eierstockskystom. Sollte das erste in die Kategorie der entzündlichen Bindegewebsneubildungen, das zweite in die der entzündlichen Drüsenneubildungen gehören? Die histologischen Berührungspunkte sind zu auffällig, um eines besonderen Hinweises zu bedürfen. Sollte die Aetiologie auch dieselbe sein? Sollte bei diesen wie bei jenen eine parasitäre Vergiftung den Wachsthumsreiz abgeben?

Die Ausführung des Vergleiches würde uns hier zu weit führen. Ich erinnere darum nur noch an die höchst auffälligen und, wie ich glaube, bedeutsamen Beobachtungen von Schottländer[288]) und Hauser,[289]) sowie von einigen bei Hauser citirten Autoren über Drüsenschläuche und epithelbekleidete Cysten in der Substanz von uterinen Fibromyomen. Diese Fälle wären die genauen Analoga des Myoms der Talgdrüsen und sind von Schroeder[290]) als postembryonalen Entzündungsvorgang gedeutet worden. In dem Schottländer'schen Fall bestand gleichzeitig eine hochgradige interstitielle Entzündung der Ovarien mit Follikelschwund. Schottländer's Abbildungen, Tafel IV, Figg. 1 und 2, haben eine frappante Aehnlichkeit mit den Gussenbauer'schen Bildern, Tafel III, Fig. 1.[291])

XVI. Carcinom und Sarkom.

Ich habe der Versuchung widerstanden, die malignen Neubildungen in diese Betrachtung hineinzuziehen. So verführerisch die Aufgabe gewesen wäre und bis zu einer gewissen Grenze so naheliegend, hätte

---

[288]) Ueber drüsige Elemente in Fibromyomen des Uterus. Zeitschr. f. Gyn. und Geb. Bd. 27. 1893.

[289]) Ueber das Vorkommen von Drüsenschläuchen in einem Fibromyom des Uterus. Münchn. med. Wochenschr. 1893.

[290]) Cit. bei Schottländer, l. c.

[291]) Noch während der Correctur kommt mir die höchst interessante Arbeit von Pick: »Ein neuer Typus des voluminösen paroophoralen Adenomyoms« (Arch. f. Gyn. und Geb. Bd. 54, 1897) zu Gesicht, welche nach meiner Auffassung eine werthvolle Bestätigung dieser Vermuthung enthält. Eine Frau mit classischer gonorrhoischer Vorgeschichte, Pyosalpinx und subserösem Adenomyom des Uterus. Pick führt die gewucherten Drüsenschläuche auf das Parovarium zurück.

sie vorläufig auf kaum überwindliche Schwierigkeiten gestossen. Der Zeitpunkt ist vielleicht nicht mehr allzu fern, in der die Scheidewand zwischen der »entzündlichen« und der »echten« Neubildung, deren Grenzen, in den Worten von Esmarch und Kulenkampff, jetzt schon »kaum abzustecken sind«, gefallen sein wird, aber er ist noch nicht da. Es fehlt uns noch der Parasit. »Und so lange der Parasit«, in den Worten P. Ziegler's,[292] »noch nicht gefunden und mit aller Sicherheit als Ursache des Carcinoms oder des Sarkoms bewiesen ist, weigert sich weitaus die Mehrzahl der Pathologen einen Parasit anzunehmen, der in seinen Wirkungen auf den Organismus so gänzlich abweichend von allen bisher bekannten wäre.«

Trotzdem drängt Alles zum Glauben an diesen noch unentdeckten Parasit; in der Anamnese die von Ziegler[293] und anderen gesammelten, unanfechtbaren Beziehungen der malignen Tumoren zum Trauma, »welche mit dem Nachweis eines Parasiten auf die einfachste Weise zu erklären wären«; im klinischen Verlauf die allgemeinen Vergiftungserscheinungen, das nicht seltene Fieber, die Metastasen; und was die histologische Beschaffenheit anlangt, so sind doch Entzündungsspuren ständige Begleiter der bösartigen Tumoren. »Oft ist der erfahrene Patholog«, sagt Ziegler,[294] »mit unseren jetzigen Hilfsmitteln nicht im Stande, in einem gewissen Stadium die entzündliche Bindegewebswucherung vom Sarkom, die ent-

---

[292] Ueber die Beziehungen der Traumen zu den malignen Geschwülsten. Münchn. med. Wochenschr. 1895.
[293] l. c.
[294] l. c.

zündliche Epithelwucherung vom Carcinom zu unterscheiden. Speciell beim Carcinom weisen die histologischen Untersuchungen von Waldeyer ab bis zu den neuesten Arbeiten darauf hin, dass beim ersten Beginn der Carcinomentwicklung entzündliche Erscheinungen im Bindegewebe auftreten, mag nun nach der Ansicht der einen die maligne Wucherung primär im Bindegewebe, nach der Ansicht der anderen primär im Epithel vor sich gehen.«

Das ist eine Auffassung, welche mit greifbaren Thatsachen rechnet, eine Auffassung, der es wohl noch vorbehalten sein wird, die Geschwulstlehre aus dem Gewirr mystischer Theorien zu befreien und in die parasitäre Entzündungslehre einzureihen.

XVII. Schlusssätze.

Folgende sind die Schlüsse resp. die Anregungen, welche ich aus meinen Untersuchungen erhalten habe:

1. Die von mir untersuchten Geschwülste sind Bindegewebscysten. Ihr Ausgangspunkt ist das subcutane Bindegewebe. Ich möchte ihnen deshalb den Namen Cystofibrom, resp. Fibroma cysticum = die cystische Form einer von Bindegewebe ausgehenden Neubildung beilegen im Gegensatz zum Lymphangiom und Hämangiom = einer von Lymph- resp. Blutgefässen ausgehenden Neubildung.

2. Die Ursache dieser Cystofibrome ist eine parasitäre Entzündung des Bindegewebes, welche durch die Ablagerung von Krankheitserregern in den Bindegewebsspalten zu Stande kommt.

3. Die Entzündung ist eine milde, circumscripte und chronisch verlaufende, mit geringer exsudativer und ausgesprochen formativer Reizung, wie sie für Infectionen mit spärlichen und wenig virulenten Keimen characteristisch ist.

4. Die Krankheitserreger siedeln sich deshalb mit Vorliebe in den Bindegewebsspalten an, weil in diesen die Saftströmung am langsamsten ist, und weil die bactericide Schutzkraft derselben hinter der von Organen wie Muskeln und Drüsen, mit dichgedrängten, saftigen Zellen und reichlichen Blutgefässen beträchtlich zurücksteht.

5. Die Bahn der Krankheitserreger ist das Blut.

6. Die Eingangspforte der Krankheitserreger in das Blut ist intrauterin die Placenta, extrauterin die Gefässe irgend eines verletzten oder inficirten Gebiets.

7. Die Quelle der Krankheitserreger ist ein beliebiger Entzündungsherd im mütterlichen, resp. im eigenen Körper, bei intrauteriner Infection wahrscheinlich am häufigsten das inficirte Endometrium.

8. Als Krankheitserreger der Bindegewebscysten werden wir alle diejenigen ansprechen können, deren Uebergang ins Blut direkt oder indirekt erwiesen und deren Ansiedlung im Bindegewebe bekannt ist. Das sind: Staphylo-, Strepto-, Gono- und Pneumococcen, Bacterium coli commune, Typhus-, Influenza-, Tuberkel- und Diphtheriebacillen, die Krankheitserreger der Syphilis und der acuten Exantheme und die Malariaprotozoen.

9. Viele sog. Lymphangiome sind höchst wahrscheinlich ebenfalls Bindegewebscysten, d. h. gehen nicht von den Lymphgefässen sondern vom Bindegewebe aus, denn

    a) sie entstehen mit Vorliebe im subcutanen Bindegewebe, welches wenige resp. keine Lymphgefässe enthält, und

    b) der Nachweis von präformirten, endothelbekleideten Lymphräumen ist für eine ganze Reihe von Fällen nicht erbracht.

10. Eine gleichzeitige Infection von Bindegewebsspalten, Blutcapillaren und Lymphcapillaren, resp. ein Uebergreifen der Infection von einem auf den anderen dieser Abschnitte, kommt wahrscheinlich häufiger vor als die isolirte Infection eines einzigen. Eine Mischgeschwulst von Cystofibrom und Hämangiom resp. Lymphangiom wird

darum häufiger sein als ein reines Cystofibrom, Hämangiom oder Lymphangiom.

11. Das Cystofibrom ist nur eine Erscheinungsform des Fibroms, und als solche nur ein Glied in der Kette der Bindegewebsneubildungen, mitsammt ihren Entartungsformen.

12. Knochencysten sind ein genaues Analogon der Bindegewebscysten; Osteome und Chondrome sind demnach Analoga des Fibroms.

13. Knochencysten sind erwiesenermaassen Infectionsproducte, folglich auch die ihnen analogen Bindegewebscysten.

14. Wenn Sätze 10—13 richtig sind, werden folgende pathologische Erscheinungen auf dieselbe Ursache — eine parasitär-entzündliche Neubildung — zurückzuführen sein:

Fibrom, Cystofibrom, Keloid, Sklerodermie, Papillom, Neurofibrom, Torticollis, Lipom nebst Lipomatose, Myxom, Umschriebener Hautschwund, Knochencysten, Osteom, Chondrom, Riesenwuchs, Lymphangiom, Hämangiom (Blutcyste, Teleangiektasie, Varix, Aneurysma), Myom.

15. Seröse Kiemenganggeschwülste, resp. Atherome weisen die engsten Analogien mit den Cystofibromen, resp. mit den Häm- und Lymphangiomen auf. Die Unterscheidungsmerkmale derselben sind die Auskleidung mit Epithel und die verwiegende

Entstehung im extrauterinen Leben. Es liegt daher nahe, sie ebenfalls als parasitär-entzündliche Neubildungen aufzufassen, welche statt von den Bindegewebsspalten, resp. den Blut und Lymphcapillaren, von den Drüsen der Haut, des Schlundes und des Oesophagus ausgehen.

16. Es sei schliesslich auf die Möglichkeit hingewiesen, dass Uterusmyome und Eierstockskystome ihre Entstehung derselben Ursache verdanken.

Ich möchte noch an dieser Stelle Herrn Obermedicinalrath Professor Dr. Angerer für die Ueberlassung der Fälle, Herrn Privatdocenten Dr. Paul Ziegler für die Durchsicht der Arbeit und Herrn Privatdocenten Dr. Dürck für die Herstellung der Präparate und mehrfache Unterstützung bei der Beurtheilung derselben meinen Dank aussprechen.